2020年度甘肃省自然科学基金项目《白银市慢阻肺防控体系建设》资助出版

白银市慢阻肺防治工作研究报告

BAIYIN SHI MANZUFEI FANGZHI GONGZUO YANJIU BAOGAO

（2019版）

白银市卫生健康委员会
甘肃中医药大学第三附属医院（白银市第一人民医院） 编
白银市疾病预防控制中心

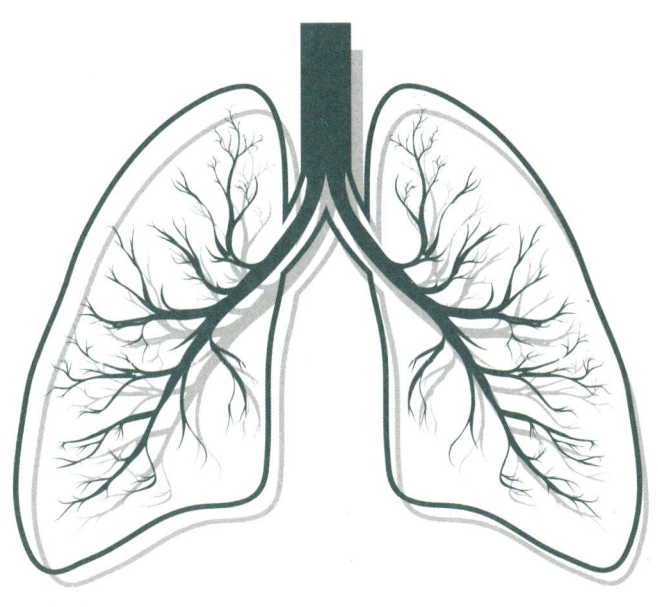

甘肃科学技术出版社

图书在版编目（CIP）数据

白银市慢阻肺防治工作研究报告：2019版/白银市卫生健康委员会，甘肃中医药大学第三附属医院（白银市第一人民医院），白银市疾病预防控制中心编. -- 兰州：甘肃科学技术出版社，2021.12
ISBN 978-7-5424-2909-4

Ⅰ.①白… Ⅱ.①白… ②甘… ③白… Ⅲ.①慢性病–阻塞性肺疾病–防治–研究报告–白银–2019 Ⅳ.①R563.9

中国版本图书馆CIP数据核字(2021)第262859号

白银市慢阻肺防治工作研究报告(2019版)

白银市卫生健康委员会　甘肃中医药大学第三附属医院（白银市第一人民医院）　白银市疾病预防控制中心　编

责任编辑　陈学祥
封面设计　麦朵设计

出　版	甘肃科学技术出版社
社　址	兰州市城关区曹家巷1号　730030
网　址	www.gskejipress.com
电　话	0931-2131572（编辑部）　0931-8773237（发行部）
发　行	甘肃科学技术出版社
印　刷	甘肃兴业印务有限公司
开　本	710毫米×1020毫米　1/16
印　张	8　插页1　字数110千
版　次	2021年12月第1版
印　次	2021年12月第1次印刷
印　数	1~1000
书　号	ISBN 978-7-5424-2909-4　定价38.00元

图书若有破损、缺页可随时与本社联系：0931-8773237
本书所有内容经作者同意授权，并许可使用。
未经同意，不得以任何形式复制转载。

参编单位

白银市卫生健康委员会
甘肃中医药大学第三附属医院(白银市第一人民医院)
白银市疾病预防控制中心
白银市第二人民医院
白银市中西医结合医院
白银市中心医院
靖远县人民医院
会宁县第一人民医院
会宁县第二人民医院
景泰县人民医院
景泰县中医院
景泰县上沙沃镇卫生院
平川区水泉镇中心卫生院
靖远县北湾镇中心卫生院
靖远县高湾镇卫生院
会宁县八里湾乡卫生院
靖远县北湾镇富坪卫生院
会宁县郭城驿镇卫生院

编 委 会

编著指导

王　辰　中日友好医院　教授、中国工程院院士

杨　汀　中日友好医院　教授

刘晓菊　兰州大学第一医院　教授

冯双成　白银市卫生健康委员会　主任医师

主　编

达春和　白银市卫生健康委员会　主任医师

副主编

孙德兴　白银市第一人民医院　主任医师

张入学　白银市疾病预防控制中心　主任医师

赵信科　白银市第一人民医院　副主任医师

编著者（以姓氏笔画为序）

边雨田　白银市第一人民医院　主任医师

刘丽君　白银市第一人民医院　主任医师

安玉东　白银市第一人民医院　主管护师

杜世霞　白银市第一人民医院　副主任护师

李　倩　白银市第一人民医院　副主任医师
何　涛　白银市疾病预防控制中心　主任医师
张　强　白银市第一人民医院　主管检验师
张　静　白银市第一人民医院　主治医师
陈敏亚　白银市第一人民医院　主管护师
屈蕾蕾　白银市第一人民医院　副主任医师
康文萍　白银市第一人民医院　护士
雒建华　白银市第一人民医院　主管护师

参编人（以姓氏笔画为序）

马煜槿　王燕宁　刘　轶　刘银芳　祁春阳
李　娜　李吉萍　何　星　张　玮
张　强（白银市疾病预防控制中心）
张明耀　张玲中　张衡中　赵文萍　胡杰亮
段文娟　贾怀兰

文字编辑、校稿

何　涛　胡杰亮

序 一

慢性阻塞性肺疾病(简称慢阻肺)是我国常见慢性病,但截至目前,国内对该病的诊治、预防及康复重视程度相较心脑血管疾病、糖尿病等其他常见慢性病关注度仍不足。据国家卫生统计数据,我国城乡居民呼吸疾病的患病率长期居第1位,疾病负担居第3位,严重威胁我国居民的健康,其中慢阻肺的危害尤为严重。在我国广大农村地区,慢阻肺多年来是居第1位的致死性疾病。因此,做好慢阻肺的诊治、预防、康复工作显得尤为重要。

甘肃省位于我国西北地区,经济发展、医疗技术相对落后,自然环境条件不佳,慢阻肺的患病率高于全国水平,治疗与康复技术又存在很多不足。尤其是在农村地区,基层医务人员对慢阻肺相关知识的掌握不系统、不全面,缺乏必要的诊断设备,相关使用知识更是一片空白。因此,全面系统地对甘肃省区域内的慢阻肺相关内容进行流行病学调查是十分必要的。此次白银市的呼吸界同仁在白银市卫生健康委员会领导下,对白银市范围内做了全面、系统地慢阻肺数据调查并以此为基础撰写了《白银市慢阻肺防治工作研究报告(2019版)》,内容翔实、有针对性,为全省开展此项工作做了良好的示范,对全省范围内改进慢阻肺的诊治、预防、康复工作都具有指导意义。

期望《白银市慢阻肺防治工作研究报告(2019版)》能够为全省乃至全国的呼吸界同仁,在开展慢阻肺防治工作中提供指导性意义。

刘晓菊

2021年10月30日

序 二

慢性阻塞性肺疾病,简称慢阻肺,是我国乃至全球高发的四大慢性病之一,尤其是在我国西北地区,风沙大、气候寒冷等因素更是加剧了此病的高发。然而,在西北地区,尤其是在广大农村,由于经济欠发达、医疗技术较国内发达地区滞后等原因,无论是基层医务人员,还是普通民众对慢阻肺规范化的诊治、预防、康复知识十分欠缺。因此,通过翔实的基层数据调查,了解白银市慢阻肺规范化的诊治、预防、康复知识现状,对今后政府卫生健康管理、医保资金拨付等相关部门科学制定慢阻肺防治、健康帮扶、资金支持等相关政策方面,具有积极的导向作用。

本书的编撰,受益于王辰院士主持的"幸福呼吸"中国慢阻肺分级诊疗项目提供的大量基础数据,为白银市开展慢阻肺防治现状调查打下了坚实的基础。在白银市卫生健康委员会的统一协调指挥下,全市各级医疗机构分工合作、密切配合,历时半年辛苦工作,对近3年全市慢阻肺住院患者、基层乡镇、社区群众及各级医疗机构的医护人员进行了认真的抽样调查,获得了大量翔实、有效的数据。通过对海量数据的汇总分析，最终完成了《白银市慢阻肺防治工作研究报告（2019版）》的编写，总结了白银市慢阻肺诊治、预防、康复现状，并有针对性地提出了白银市慢阻肺规范化诊治、预防、康复方案。

  在此，我诚挚地向参与本书编著的各级医疗机构及工作人员表示感谢，尤其是白银市第一人民医院和白银市疾病预防控制中心，多次组织调查员深入各级医院、农村、社区收集数据、整理资料、撰写调查报告和治疗康复方案，对他们的辛勤付出再次表示诚挚的感谢，对王辰院士团队及中日友好医院的同仁给予我们的无私帮助表示由衷的感谢。

冯双成

2021年11月1日

前　言

慢性呼吸系统疾病、心脑血管疾病、恶性肿瘤、糖尿病与代谢性疾病被列为全球"四大慢病"。随着工业化、城镇化、人口老龄化进程的加快，我国慢性病已呈"井喷式"增长，发病人数快速上升，成为影响我国居民健康水平提高、阻碍经济社会发展的重大公共卫生问题和社会问题。据国家卫生统计数据，我国城乡居民呼吸疾病的患病率、就诊率、住院人数构成，长期居第1位，疾病负担在各系统疾病中居第3位，严重威胁我国居民的健康，其中慢性阻塞性肺疾病(以下简称慢阻肺)的危害尤为严重。

慢阻肺是一种以进行性持续性气流受限为特征的可以预防和治疗的疾病。2002年，慢阻肺是全球第5位引起死亡的疾病，预计到2030年，将上升至全球死亡原因的第3位，带来的经济负担将位于世界疾病负担的第5位。流行病学资料显示，在我国，慢阻肺多年来在农村中居第1位致死性疾病，在城市中居第4位，40岁以上人群中慢阻肺的患病率达13.7%，全人群中慢阻肺的患病率达8.3%。随着我国人口老龄化趋势的加剧，以及庞大的吸烟人群和空气污染等因素，我国慢阻肺的发病率和病死率逐年上升，防治形势十分严峻。

针对近几年慢性病的高发态势，政府针对高血压、糖尿病等疾病出台了一系列的政策措施，在政府、社会、医学界的共同努力和推进下，以上疾病的发病率、死亡率增长势头得到了有效遏制。与上述疾病相比,呼吸疾病远未受到重视,其防治体系和能力建设严重滞后,成为我国重大疾病防控体系中亟须加强的"短板"。慢性病的防控重在基层,基层医疗卫生机构是慢性病防治的前沿和哨点,基层医生是慢性病防治的主力军。基层医疗卫生机构与基层医生的呼吸疾病防治能力直接影响着我国呼吸疾病整体防治水平。为调查基层医生对慢阻肺的重视程度以及基层患者,尤其是农村患者的就诊率、患病后的防治情况,我们从多个方面、多个角度对白银市慢阻肺的防治总体情况进行了详细调查。

在基层医疗卫生机构层面,我们应用调查问卷全面了解基层医生对肺功能检查培训情况,对慢阻肺诊断、治疗、防治能力建设现状,慢阻肺社区规范化管理情况,以及指导患者家庭肺康复现状;患者层面,应用调查问卷筛查评分、肺量计检测、初步确诊慢阻肺,并得出了白银市各类人群慢阻肺的患病率以及慢阻肺患病相关危险因素。以期为白银市、甘肃省乃至全国基层慢阻肺防治政策的制定提供参考。

本次白银市慢阻肺防治工作研究报告的编撰工作,依托于王辰院士主持的"幸福呼吸"中国慢阻肺分级诊疗项目在白银的开展,收集了大量基层流行病学数据,为本书的真实性、可靠性打下了坚实的基础。中日友好医院的同仁在本书的编写过程中提供了无私的指导,尤其是杨汀教授、董芬老师在本书数据分析和调查表的设计方面付出了大量辛勤的劳动,在这里表示最诚挚的感谢。

达春和
2021年10月30日

目 录

第一章　白银市慢阻肺疾病相关因素概况 ………………… / 001
　　第一节　地理概况 ……………………………………达春和 / 001
　　第二节　人口老龄化情况 ……………………………达春和 / 004
　　第三节　疾病背景 ……………………………………孙德兴 / 005

第二章　白银市慢阻肺流行病学筛查结果 ………………… / 007
　　第一节　吸烟人群慢阻肺患病率 ……………………张入学 / 010
　　第二节　二手烟接触人群慢阻肺患病率 ……………何　涛 / 014
　　第三节　使用生物燃料（秸秆、玉米芯）烹饪人群慢阻肺患病率
　　　　　　………………………………………………达春和 / 017
　　第四节　有家族呼吸疾病史人群慢阻肺患病率 ……孙德兴 / 019
　　第五节　40岁以上以及70岁以上人群慢阻肺患病率 ……安玉东 / 021
　　第六节　男女患病率比对 ……………………………张　强 / 023

第三章　慢阻肺急性加重期住院情况及带来的经济负担分析
　　　　　　………………………………………………屈蕾蕾 / 025

第四章　基层社区慢阻肺诊断现状 ……………………边雨田 / 041

第五章　基层社区慢阻肺治疗现状 ……………………李　倩 / 048

第六章　基层社区慢阻肺预防现状 ……………………张　静 / 055

第七章　民众对慢阻肺知晓率及关注程度 ……………………… / 058
　　第一节　民众对慢阻肺的知晓率 …………………杜世霞　雒建华 / 058
　　第二节　慢阻肺基层规范化管理情况 ………………杜世霞　陈敏亚 / 060
　　第三节　普通人群慢阻肺健康教育现状 ……………杜世霞　陈敏亚 / 063

第八章　医务工作者对慢阻肺的关注程度 ……………………… / 066
　　第一节　慢阻肺相关知识技能掌握情况 ……………杜世霞　康文萍 / 066
　　第二节　二、三级医院医生培训内容和形式 ………杜世霞　康文萍 / 075

第九章　建议基层卫生院采用的标准化治疗方案 ……刘丽君 / 078
　　第一节　建议及措施 ………………………………………………… / 078
　　第二节　规范慢阻肺诊疗流程 ……………………………………… / 084

第十章　建议基层卫生院采用的标准化康复方案 ……刘丽君 / 089
　　第一节　慢阻肺肺康复治疗 ………………………………………… / 089
　　第二节　因地制宜,普及徒手康复方法 …………………………… / 093

第十一章　总结 ………………………………………………达春和 / 097

第十二章　建议 ………………………………………………达春和 / 104

参考文献 ……………………………………………………………… / 106

致谢 …………………………………………………………………… / 109

致谢单位 ……………………………………………………………… / 110

第一章 白银市慢阻肺疾病相关因素概况

第一节 地理概况

白银市,位于甘肃省中部,地处黄土高原和腾格里沙漠过渡地带,境内绝大部是山区,山地与宽谷平原并存;为中温带半干旱区向干旱区的过渡地带。白银市北连大漠,南依青藏,东接中原,西通西域,距省会兰州69km,距中川机场直线距离46km,是连接亚欧大陆桥的战略通道、通向丝绸之路沿线国家的交通走廊和能源物流通道。

白银市辖白银、平川两区和会宁、靖远、景泰三县,共有33个乡、36个镇、9个街道办事处,100个社区和703个村民委员会。截至2018年末,白银市常住人口173.42万人,比上年末增加0.49万人,其中,白银区29.42万人、平川区19.23万人、靖远县45.89万人、会宁县54.84万人、景泰县24.04万人。

一、位置境域

白银市,位于黄河上游的甘肃省中部干旱地区,东部与宁夏回族自治区中卫、海原、西吉县接壤,东南部与平凉市静宁县相连,南部及西南部与定西市通渭县、安定区为界,西部与兰州市榆中、皋兰、永登县毗邻,西北部与武威市天祝、古浪县相接,北部及东北部与内蒙古自治区阿拉左旗及宁夏回族自治区中卫县连接。地理坐标在东经103°33′~105°34′、北纬35°33′~37°38′之间。东西宽147.75km,南北长249.25km,总面积21 158.7km²,占甘肃省总面积的4.4%。

二、地形地貌

白银市地处陇西黄土高原西北边缘及祁连山东延余脉向腾格里沙漠过渡地带。境内绝大部是山区,山地与宽谷平原并存。北部属冲洪积倾斜平原,中部为低山丘陵,南部呈黄土梁峁残塬。地势南北高、中部低,海拔最高3321m、最低1275m。白银市地貌特征以基岩山地和山间盆地为主,西北部大地构造属祁连山脉东延部分,地面基岩裸露,阴坡为自然植被。东南部以黄土塬、梁、峁、丘陵和川、坪、沟谷为主,大地构造属陇中盆地部分,除个别基岩山地外,地面被黄土覆盖。境内植被在水平分布上自南向北逐渐向草原荒漠过渡,带间过渡不甚明显。黄河从白银区西南水川乡西峡口入境,呈S形,流经靖远县、平川区,至景泰县东北黑山峡下北长滩乌龙漩口出境,长258km,流域面积14 710km²。黄河将境内地形分为西北与东南两部分,且分别由西北与东南向黄河河谷倾斜。

三、气候与空气质量

白银市气候在中国气候区划上为中温带半干旱区向干旱区的过渡地带,年平均气温6℃~9℃,年降雨量在180~450mm之间,多集中在7、8、9三个月,占全年降水量的60%以上,属东南季风气候西北部边缘区,年蒸发量达1500~1600mm,是平均降水量的4.5倍。北部景泰县年蒸发量最高达3390mm。全市由南向北分两个气候区:干燥度华家岭至会宁县城间在1.0~1.5之间,属半干旱区;靖远县城向北至白银、景泰间,干燥度由2.0逐渐增大为4.0,属干旱区。白银气候四季分明,日照充足,夏无酷暑,冬无严寒。

由于白银地处黄土高原,降水较少,植被覆盖率低,刮风常引起浮尘天气。但是近年来环境的综合治理,过去5年,白银市PM_{10}平均浓度$95\mu g/m^3$,下降12%;$PM_{2.5}$平均浓度$39\mu g/m^3$,下降7.1%。二氧化硫平均浓度$42\mu g/m^3$,下降17.6%;二氧化氮平均浓度$27\mu g/m^3$,增长3.8%;一氧化碳平均浓度$1.4mg/m^3$,下降46.15%;臭氧平均浓度$112\mu g/m^3$,下降7.44%。年均空气质量优良天数达299天,同比增加21天。

四、矿产资源

白银市的矿产资源分布主要有南北两条呈矿带,南矿带由天祝的马牙雪山向东延伸止于白银厂矿区,是有色金属铜、铅、锌及其伴生矿产集中的产地;北矿带由景泰县的寿鹿山向东延伸沿靖远县北部止于屈吴山脉,在平川—靖远形成靖远煤矿区,其他主要非金属矿产分布在此矿带以北地区。至2005年底,在辖区内已发现或探明的矿产有45种,矿产地120多处,其中已探明储量的矿产23种,主要有铜、铅、锌、石膏、石灰石、凹凸棒石、黏土等。

五、工业经济

白银市是一座依托铜资源开发而兴起的资源型城市,新中国成立初期被称为"中国铜城"。白银的知名企业有银光集团有限公司、靖远煤业集团有限公司、白银有色集团股份有限公司,其中规模最大的白银有色集团股份有限公司成立于1954年,是中国"一五"时期156个重点建设项目之一,是重要的有色金属生产基地。50多年来累计生产铜、铝、铅、锌4种有色金属产品550多万吨,上缴利税84亿元,为中国有色金属工业发展做出了巨大贡献。经过

50多年的开采,已探明铜资源濒临枯竭,2008年3月成为国家首批资源枯竭型城市,开始了其艰难的转型之路。

近年来,加快产业产品转型升级,工业经济核心竞争力持续增强。东方钛业10万吨钛白粉、白银神龙年产500架无人机及轻型通用飞机生产基地、长盛再生资源利用、白银公司锌资源综合利用、45万吨新工艺芳烃、昌元化工10万吨重铬酸钠及配套清洁设施、华鹭铝业出城入园等项目有序推进,白银公司通过中国证监会IPO审核,成功上市。白银市被确定为国家循环经济示范城市,全国67个资源枯竭城市转型绩效评估中,位列7个优秀城市第3名。着力培育战略性新兴产业,稀土新材料、中天化工、长通电缆、郝氏碳纤维、中科宇能等5户企业入选全省战略性新兴产业整体攻坚战骨干企业。2018年实现工业增加值125.2亿元,比上年增长5.5%。

第二节 人口老龄化情况

截至2018年末,白银市常住人口173.42万人,比上年末增加0.49万人。其中,城镇人口87.79万人,占常住人口比重为50.62%(常住人口城镇化率),比重比上年末提高1.3‰。全年出生率为8.72‰,比上年下降1.83‰;死亡率为5.42‰,上升0.02‰;人口自然增长率为3.3‰,下降1.85‰。

其中,40岁以上中老年人口占比63.93%,65岁及以上老年人口占比达到31.50%,70岁以上高龄人口占比为14.50%。白银市正以史上最快的速度步入老龄化社会。具体而言,在短短的25年里,白银市65岁及以上老年人口比例从7%上升到31.50%。法国经历这种转变用了115年,英国用了45年,美国用了69年。

表1-1 各年龄段人口总数及占比

分类	总人口	占白银市总人口百分比	男女比例
40岁以上中老年人	110.86万	63.93%	0.99
65岁以上老年人	54.62万	31.50%	1.05
70岁以上高龄人	25.14万	14.50%	0.97

第三节 疾病背景

在白银市农村地区，民众的文化水平偏低，对慢阻肺的认识严重不足，疾病预防意识较差。最重要的是经济落后，属于连片贫困地区，民众的就医主要考虑路途远近、看病费用等因素。基层乡镇卫生院慢阻肺防控能力薄弱也是规范化治疗缺失的重要原因。白银市农村地区长期存在吸烟、粉尘吸入、人口老龄化、生物燃料的使用等慢阻肺相关危险因素，所以慢阻肺防治工作需要持续提升。

在城区，接触职业性粉尘、工业废气等是慢阻肺患病危险因素之一。白银市是我国重要的有色金属冶炼工业和能源化工基地，长期粗放型产业结构导致生产性粉尘、化学烟雾等职业病危害因素分布广泛，接触工人达6万余人。白银市有煤炭企业62家、采矿企业64家、建材企业29家、轻工企业52家、冶金企业18家、化工企业48家，都不同程度地存在接触职业粉尘和化学烟雾的情况，其中，以采矿企业、煤炭企业、建材企业吸入性粉尘接触较多。

表1-2 企业接触职业危害情况按行业统计

企业种类	企业总数	从业总人数	粉尘烟雾接触总人数
煤炭企业	62	3692	3432
采矿企业	64	5018	4566
建材企业	29	1124	995
轻工企业	52	3439	1567
冶金企业	18	2668	1853
化工企业	48	2517	1266

第二章 白银市慢阻肺流行病学筛查结果

慢阻肺是一种具有气流受限特征的可以预防和治疗的疾病，其气流受限不完全可逆、呈进行性发展，与气道和肺组织对有毒有害气体和颗粒的异常炎症反应有关，急性加重和并发症常伴随病程的始终，影响整体疾病的严重程度。2012~2014年由王辰院士主导实施的一项慢阻肺患病率横断面调查显示，40岁以上中国成人慢阻肺患病率为13.7%，据此估计慢阻肺患者数量已超过4300万。世界卫生组织（WHO）的数据显示中国慢阻肺的死亡率居各国之首，最新的数据显示慢阻肺所致死亡人数居单病种第3位。尽管慢阻肺死亡率自1990年以来已出现下降趋势，但过去10年间慢阻肺的住院率仍不断攀升。以伤残调整生命年衡量疾病负担显示，慢阻肺的整体疾病负担位列各种急慢性疾病的第3位。据此，我国慢阻肺具有高患病率、高致残率、高病死率和高疾病负担的特点，其危害居慢性呼吸系统疾病首位，已成为危害公众健康的严重医疗保健与公共卫生问题，慢阻肺的早期诊断和规范化管理对慢阻肺的有效防控至关重要。

研究发现吸烟等有毒有害气体、颗粒在慢阻肺病程的早期即可造成肺脏结构和功能的破坏，并呈进行性加重。静态肺功能轻度降低的患者即可出现动态肺过度充气和呼吸困难，而慢阻肺患者在病程初期相当长的时间内不能察觉肺功能的缓慢下降；并可因活动受限而调整生活方式如降低日常活动水平，在安静状态下感知不到症状,仅在活动后才出现气短症状。慢阻肺患者多因出现明显的活动后气短而就诊,而此时已出现严重的不可逆性气流受限。急性加重伴随慢阻肺病程的始终,导致肺功能的加速下降。尽管慢阻肺急性加重的风险随肺功能损伤程度的加重而显著增加,但部分轻度肺功能受损的患者仍可出现频繁急性加重,导致肺功能进行性恶化。对于慢阻肺患者,尤其是轻症患者,早期诊断,进行戒烟教育,提高患者的主动戒烟意识,可使患者更大获益。因此,对慢阻肺采取合理的筛查措施,早期诊断、早期干预,才能减缓疾病的自然进程,改善疾病预后,提高生命质量,减轻疾病负担。

为了提高各级卫生机构从业人员,尤其是临床医生对慢阻肺的诊断及管理意识,世界慢阻肺联盟鼓励临床医生对慢阻肺采取4步(four STEPs)筛查和管理措施,即正确地筛查(Screen,S)、应用肺量计检测确诊(Test,T)、教育(Education,E)患者并为患者提供合理的治疗指导(Provide,P)。

一、应用调查问卷对慢阻肺患者初步筛查

对于慢阻肺患者的筛查,通过广泛的人群普查实现。应用肺量计进行人群筛查可较患者因出现呼吸系统症状而主动就医提早诊断。普查项目通常在社区实施,旨在提高公众对慢阻肺的认知,而非针对慢阻肺的高危个体。一项针对35岁以上、既往有慢性咳嗽症状或目前仍吸烟的病例寻找研究显示,27%的患者出现第1秒用力呼气容积(FEV_1)的降低。鉴于我国目前医疗资源的配比情况,进行广泛的人群肺量计普查可行性差,在初级卫生机构中对于有症状和高危因素的个体,结合问卷调查和肺量计检查有步骤地进行病例识别可能是更为切实可行的方法。即首先采用简单的调查问卷筛查慢阻肺高概率人群,并依此确定进一步肺量计检查的必要性。慢阻肺的筛查问卷包括以下几个问题:①在过去的4周您经常感到气短吗?②您经常咳痰吗?③您在过去的12个月是否因

为呼吸的问题感到自己的活动能力不如从前了？④您既往累计吸烟超过100支吗？⑤您的年龄超过40岁吗？

二、应用肺量计检测和确诊慢阻肺

肺量计是目前检测气流受限重复性和客观性最好的肺功能检查方法。呼气峰流速虽然敏感性较好，但其特异性较差，不能作为独立的呼气流速受限的确诊方法。肺量计检查可由经过培训的卫生从业人员于初级卫生保健机构中完成。肺量计检查要求仪器准确、操作质控合格。仪器需每日定标，应提供纸质版或附有呼气曲线的电子版报告以便对检查结果进行质控评价。检查过程中应确保受试者进行最大的呼吸努力，以避免低估测量值和误诊、误治。肺量计检查结果需与参考值比较，应根据受试者的种族、性别、年龄和身高选取合适的肺量计预计公式，必要时进行适当的校正。

慢阻肺诊疗指南（以下简称GOLD指南）推荐以吸入支气管扩张剂后的第1秒用力呼气容积（FEV_1）与用力肺活量（FVC）的比值FEV_1/FVC小于70%作为不可逆性呼气流速受限的诊断标准。然而，近年来有证据显示不考虑种族、年龄、性别和身高等影响肺功能的因素，采用$FEV_1/FVC<70\%$这一固定比值作为判断气流受限的标准，可造成对年轻（<45岁）的慢阻肺患者的漏诊和年龄超过75岁高龄人群的过度诊断。近年来有研究应用根据流行病学资料推算出的正常值下限（low limit of normal，LLN）来确定气流受限的存在。统计学中正常范围通常以95%人群可以达到的数值为限，此值即为LLN，低于LLN视为异常。由于LLN是一个变量，不同年龄、身高、性别、种族人群其肺功能指标的LLN存在差异。目前尚无证据支持FEV_1/FVC和LLN这两种诊断标准孰优孰劣。对于日常诊疗工作繁忙的临床医生而言，诊断标准的简洁性和一致性对疾病的临床诊断至关重要。并且鉴于我国尚无根据大规模人群流行病学数据确定出的适合于国人肺功能指标的LLN，而根据欧美

人群流调所获得的LLN计算公式是否适合于国人尚未知晓,因此,目前仍以FEV_1/FVC小于70%这一相对简捷、易操作的标准来判断气流受限的存在。需强调的是,在临床工作中不能只孤立地根据FEV_1/FVC这一单一肺功能指标诊断慢阻肺,需密切结合患者的临床资料,包括危险因素暴露史、临床症状体征、影像学资料、年龄等因素综合判断。

第一节 吸烟人群慢阻肺患病率

表2-1 白银市慢阻肺筛查按吸烟情况调查问卷CAT评分统计表(人次)

吸烟总量	筛查评分						合计
	<16分	16~19分	20~24分	25~29分	30~34分	≥35分	
不吸烟	268488	19472	7380	1485	193	0	297018
1~14包/年	48398	4262	2313	520	42	1	55536
15~30包/年	30316	4390	2010	510	132	5	37363
≥30包/年	27871	6935	5113	1403	269	34	41625
合计	375073	35059	16816	3918	636	40	431542

不吸烟的人群问卷调查表评分大于16分的比例为9.76%,吸烟的人群问卷调查表评分大于16分的比例为21.11%,吸烟人群比不吸烟人群高出11.35个百分点。

表2-2 白银市慢阻肺筛查按吸烟情况调查问卷CAT评分统计表(分性别)

吸烟总量		筛查评分						合计
		<16分	16~19分	20~24分	25~29分	30~34分	≥35分	
男	不吸烟	76097	5738	2118	509	58	0	84520
	1~14包/年	46980	4082	2194	483	40	1	53780
	15~30包/年	29769	4290	1945	492	123	5	36624
	≥30包/年	26974	6674	4895	1341	251	34	40169
	小计	179820	20784	11152	2825	472	40	215093
女	不吸烟	192391	13734	5262	976	135	0	212498
	1~14包/年	1418	180	119	37	2	0	1756
	15~30包/年	547	100	65	18	9	0	739
	≥30包/年	897	261	218	62	18	0	1456
	小计	195253	14275	5664	1093	164	0	216449

吸烟男性问卷调查表评分大于16分的比例为16.74%,吸烟女性问卷调查表评分大于16分的比例为9.79%;不吸烟男性问卷调查表评分大于16分的比例为9.96%,不吸烟女性问卷调查表评分大于16分的比例为9.46%。分析得知,吸烟男性要比不吸烟男性高出6.78个百分点。

表2-3 吸烟人群慢阻肺的患病率

吸烟总量	人数	$FEV_1/FVC<70\%$人数	$FEV_1/FVC<70\%$人数占比
不吸烟	297018	21266	7.16%
1~14包/年	55536	5542	9.98%
15~30包/年	37363	3822	10.23%
≥30包/年	41625	5278	12.68%
合计	431542	35908	8.32%

调查人群总吸烟率为43.6%,其中男性吸烟率为82.0%、女性吸烟率为6.0%。吸烟人群患病率为18.5%、非吸烟人群患病率为8.2%,两者差异显著($P<0.01$),其中男性吸烟者患病率为26.1%、女性吸烟者患病率为12.1%。男性吸烟者平均吸烟包数为136.9包/年,82%为重度吸烟者;女性平均吸烟包数为63.9包/年,39%为重度吸烟者。重度吸烟者患病率高于轻中度吸烟者($P<0.01$)。吸烟人群中,慢阻肺患者吸烟年限为$(40.5±10.7)$年,非慢阻肺患者吸烟年限为$(13.1±6.8)$年,差异有统计学意义($P<0.01$)。

吸烟是慢阻肺发病的主要危险因素,15%~20%的吸烟者可发展为慢阻肺。2013年最新修订的慢阻肺防治指南中指出,吸烟是慢阻肺最重要的危险因素,吸烟者死于慢阻肺的人数多于不吸烟者,且吸烟者肺功能异常率较高,1秒呼气容积(FEV_1)下降较快。烟雾引起过氧化物增加,抗氧化失衡,引起细胞损伤,进而导致多种炎症细胞聚集及炎症介质释放,导致肺实质损伤及气道重构,气道黏液高分泌,最终发展为慢阻肺。实际调查中也发现慢阻肺患者中吸烟者发生慢性咳嗽、咳痰的概率及气流受限损伤程度均高于非吸烟者。相对于男性来说,吸烟对于女性的危害更大,怀孕妇女吸烟可以导致胎儿的肺功能发育不全及先天性哮喘。与此同时,吸烟也会使支气管纤毛变短,运动障碍,降低吞噬细胞的吞噬、灭菌作用,增加气道阻力。

本研究结果表明:吸烟与该地区慢阻肺患病率相关,被调查者中吸烟者慢阻肺患病率为10.51%,略高于国内7省市慢阻肺流调结果(9.36%),不吸烟者患病率为7.61%,吸烟与不吸烟者的患病率有显著性差异。多因素Logistic回归分析结果显示,吸烟指数与慢阻肺患病率有很大关系,与其他报道一致。慢阻肺患者中吸烟人群比例为58.7%,吸烟与慢阻肺患病的OR=2.59。多数慢阻肺患者吸烟史超过25年。吸烟能降低局部抵抗力,削弱肺泡吞噬细胞的吞噬、灭菌作用,又能引起支气管痉挛,增加气道阻力,导致慢阻肺的发生。吸烟还可引起黏液腺高分泌状态及慢性气流阻塞。对比不吸烟者,吸烟者慢阻肺患病率更高,慢阻肺吸烟者症状更突出,肺功能恶化更明显。此外,吸烟和其他危险因素(如呼吸道感染、空气污染、职业吸入性粉尘暴露)对慢阻肺发生发展中存在协同作用。

实际调查中也发现慢阻肺患者中吸烟者发生慢性咳嗽、咳痰的概率及气流受限损伤程度均高于非吸烟者。本次调查中吸烟者较不吸烟者患病风险增加3倍,且吸烟人群患病率随每年吸烟包数逐渐增高,说明在人群中宣讲吸烟危害及实施戒烟干预至关重要。

我国的吸烟人群众多,吸烟危害巨大,烟草中的有害物质在肺内大量沉积,释放出各种炎性介质,启动非特异性炎症反应,破坏肺泡结构,增加残气量,肺功能损害,最终导致包括慢阻肺在内的多种呼吸道疾病发生。因此,强化和落实控烟策略任重而道远。

表2-4 吸烟人群慢阻肺的患病率(分性别)

	吸烟总量	人数	$FEV_1/FVC<70\%$ 人数	$FEV_1/FVC<70\%$ 人数占比
男性	不吸烟	76097	6384	8.39%
	1~14包/年	46980	4303	9.16%
	15~30包/年	29769	2747	9.23%
	≥30包/年	26974	3147	11.67%
	小计	179820	16545	9.20%
女性	不吸烟	192391	14352	7.46%
	1~14包/年	1418	112	7.95%
	15~30包/年	547	43	7.90%
	≥30包/年	897	73	8.16%
	小计	195253	12502	6.40%

吸烟男性慢阻肺患病率为9.62%,吸烟女性慢阻肺患病率为7.51%;不吸烟男性慢阻肺患病率为8.39%,不吸烟女性慢阻肺患病率为7.46%。

分析得知,吸烟男性要比不吸烟男性慢阻肺患病率高出1.23个百分点。吸烟女性与不吸烟女性相比慢阻肺患病率差异不大,分析原因,可能是与女性长期厨房做饭吸入的大量油烟和生物燃料产生的大量烟雾有关。

有研究表明,相对于男性而言女性更易罹患慢阻肺;相比男性而言,吸烟的青少年女性比不吸烟的青少年女性更易引起最大肺活量的降低。然而最终慢阻肺的患病率却提示男性要高于女性,主要原因可能为女性吸烟量没有男性高,并且女性的吸烟年龄也没有男性早,同时男性吸烟时烟雾吸入的部位更深。

第二节 二手烟接触人群慢阻肺患病率

表2-5 白银市慢阻肺筛查按每周接触二手烟情况调查问卷CAT评分统计表

接触二手烟	筛查评分						合计
	<16分	16~19分	20~24分	25~29分	30~34分	≥35分	
几乎每天	33171	7307	4387	1159	213	16	46253
每周4~6天	35719	3441	1760	459	91	6	41476
每周1~3天	59643	5262	2661	539	89	7	68201
每周<1天	47531	3814	1703	376	53	4	53481
没有	152753	10602	4379	987	129	3	168853
不知道	18260	1600	584	119	24	2	20589
不详	27996	3033	1342	279	37	2	32689
合计	375073	35059	16816	3918	636	40	431542

几乎每天接触二手烟人群问卷调查表评分大于16分的比例为28.28%,从不接触二手烟人群问卷调查表评分大于16分的比例为9.53%,前者比后者高出18.57个百分点。二手烟的危害被低估。

表2-6 白银市慢阻肺筛查按每周接触二手烟情况调查问卷CAT评分统计表(分性别)

接触二手烟		筛查评分						合计
		<16分	16~19分	20~24分	25~29分	30~34分	≥35分	
男	几乎每天	21553	5360	3432	979	171	16	31511
	每周4~6天	21461	2399	1329	376	71	6	25642
	每周1~3天	32193	3467	1869	411	70	7	38017
	每周<1天	23334	2271	1087	247	43	4	26986
	没有	59565	4625	2122	528	70	3	66913
	不知道	7633	804	363	80	20	2	8902
	不详	14081	1858	950	204	27	2	17122
	小计	179820	20784	11152	2825	472	40	215093
女	几乎每天	11618	1947	955	180	42	0	14742
	每周4~6天	14258	1042	431	83	20	0	15834
	每周1~3天	27450	1795	792	128	19	0	30184
	每周<1天	24197	1543	616	129	10	0	26495
	没有	93188	5977	2257	459	59	0	101940
	不知道	10627	796	221	39	4	0	11687
	不详	13915	1175	392	75	10	0	15567
	小计	195253	14275	5664	1093	164	0	216449

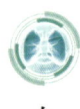

表2-7 二手烟接触人群慢阻肺的患病率

接触二手烟	人数	$FEV_1/FVC<70\%$ 人数	$FEV_1/FVC<70\%$ 人数占比
几乎每天	33171	3247	9.79%
每周4~6天	35719	3075	8.61%
每周1~3天	59643	4556	7.64%
每周<1天	47531	3175	6.68%
没有接触	152753	9485	6.21%
不知道	18260	1261	6.91%
不详	27996	1777	6.35%
合计	375073	26576	7.08%

几乎每天接触二手烟人群慢阻肺的患病率为9.79%，从不接触二手烟人群慢阻肺的患病率为6.21%，前者比后者高出3.58个百分点。二手烟里不仅有致癌物质还含有许多刺激物，可以引起呼吸道的炎症和刺激反应，进而导致呼吸道和肺功能损伤。二手烟中所含的微粒尤其危险，因为在停止吸烟后，这些微粒仍能停留在空气中数小时，可被人吸入体内，亦可能和氡气的衰变产物混合一起，吸入后对人体健康造成更大的伤害，二手烟有毒混合物含有致癌物质，对接触到该物质的非吸烟人群尤其是儿童有潜在的健康威胁。家庭戒烟、公众场所控烟也是当下最值得重视的问题。

第三节 使用生物燃料(秸秆、玉米芯)烹饪人群慢阻肺患病率

表2-8 白银市慢阻肺筛查按使用过生物燃料烹饪情况CAT评分统计表

主要使用过生物燃料烹饪	筛查评分						合计
	<16分	16~19分	20~24分	25~29分	30~34分	≥35分	
是	99290	15862	7236	1895	398	37	124718
否	275783	19197	9580	2023	238	3	306824
合计	375073	35059	16816	3918	636	40	431542

使用生物燃料烹饪人群问卷调查表评分大于16分的比例为12.20%,从未使用生物燃料烹饪人群问卷调查表评分大于16分的比例为10.13%。

表2-9 白银市慢阻肺筛查按使用过生物燃料烹饪情况CAT评分统计表(分性别)

	主要使用过生物燃料烹饪	筛查评分						合计
		<16分	16~19分	20~24分	25~29分	30~34分	≥35分	
男	是	43795	8019	4667	1366	257	37	58141
	否	136025	12765	6485	1459	215	3	156952
	小计	179820	20784	11152	2825	472	40	215093
女	是	55495	7843	2569	529	141	0	66577
	否	139758	6432	3095	564	23	0	149872
	小计	195253	14275	5664	1093	164	0	216449

表2-10 使用生物燃料烹饪人群慢阻肺的患病率

主要使用过生物燃料烹饪	人 数	FEV$_1$/FVC<70%人数	FEV$_1$/FVC<70%人数占比
是	124718	13307	10.67%
否	306824	25282	8.24%
合计	431542	38589	8.94%

使用生物燃料烹饪人群慢阻肺患病率为10.67%,从未使用生物燃料烹饪人群慢阻肺患病率为8.24%,前者比后者高出2.43个百分点。生物燃料产生的烟尘中含有300多种有害物质,远远高于香烟。有害成分包括醛酮类物质、碳氢化合物、硫氧化物、碳氧化物等,生物燃料烹饪导致室内PM$_{2.5}$和PM$_{10}$浓度升高,可吸入颗粒物可以直接损伤气道黏膜,引起免疫应答,表现为细胞与细胞间信号传导的基因表达异常,氧化应激反应,影响肺泡的气体交换,导致慢阻肺的发生。

生物燃料烟雾是非吸烟慢阻肺患者的重要致病因素。白银地区有些从来不吸烟、很少接触职业粉尘等其他致病因素的农村妇女,其慢阻肺患病率明显高于同处城区的妇女。该地区妇女每天在厨房暴露生物燃料烟雾的时间达2~3小时。厨房现场有害物质浓度检测显示,使用生物燃料烹饪时,厨房内二氧化硫(SO_2)、二氧化氮(NO_2)、一氧化碳(CO)、粒径小于10μm的颗粒物(PM_{10})和总悬浮颗粒物(TSP)均明显高于使用清洁燃料者,且PM浓度高约10倍、TSP浓度高约20倍,室内SO_2浓度与女性慢阻肺患病明显相关。全国的资料显示,暴露于生物燃料烟雾长于1年的人口比例与慢阻肺患病率明显相关。

有研究证实,家庭主妇在厨房里准备一餐时所吸入的有害烟尘,竟然是室外新鲜空气中的188倍。而且,在通风系统差、燃烧效能极低的炊具上做饭,对健康造成的损害,相当于每天吸2包烟。可见,厨房燃料产生的烟尘是导致女性慢阻肺患病率增高的因素之一。

第四节 有家族呼吸疾病史人群慢阻肺患病率

表2-11 白银市慢阻肺筛查按直系亲属相关病史情况CAT评分统计表

直系亲属相关病史	筛查评分						合计
	<16分	16~19分	20~24分	25~29分	30~34分	≥35分	
是	7279	3449	2085	925	288	33	14059
否	367794	31610	14731	2993	348	7	417483
合计	375073	35059	16816	3918	636	40	431542

有家族呼吸疾病史人群问卷调查表评分大于16分的比例为48.57%，没有家族呼吸疾病史人群问卷调查表评分大于16分的比例为11.90%，有家族呼吸疾病史人群要比没有家族呼吸疾病史人群高出36.67个百分点。可见，有相关遗传基因的人群，在外界诱发因素下，更易患慢阻肺疾病。

表2-12 有家族呼吸疾病史人群慢阻肺患病率

直系亲属相关病史	人数	FEV1/FVC<70%人数	FEV_1/FVC<70%人数占比
是	14059	1643	11.69%
否	417483	33064	7.92%
合计	431542	34707	8.04%

有家族呼吸疾病史人群慢阻肺的患病率为11.69%,没有家族呼吸疾病史人群慢阻肺的患病率为7.92%,有家族呼吸疾病史人群要比没有家族呼吸疾病史人群慢阻肺的患病率高出3.77个百分点。有呼吸疾病家族史者患慢阻肺风险增加2.07倍。目前多个研究表明,慢阻肺是环境因素与遗传易感性相互作用下的一种异质性疾病,与多个基因的表达以及多态性有关。

目前已经证实α_1-抗胰蛋白酶缺乏是慢阻肺患者的独立危险因素,有研究表明慢阻肺患者存在多基因遗传和家族聚集特点,患者的亲属表现为气道阻塞疾病的易感及高发,具有家族聚集倾向。2013年的慢阻肺防治指南中指出,重度的α_1-抗胰蛋白酶缺乏与非吸烟者引起肺气肿存在相关性,但是我国尚未出现α_1-抗胰蛋白酶缺乏引起肺气肿的病例报道。但目前尚不能解释这种人群易感性与聚集性是否与环境因素有关。本研究采用大样本流行病学资料来探讨家族遗传性对慢阻肺患病率的影响,结果显示有家族史者患慢阻肺的危险性明显增加。说明遗传因素确实参与了慢阻肺的发病,但是具体什么样的遗传因子起到了关键性的作用还有待于进一步去研究。

呼吸系统疾病史也是增加慢阻肺患病风险的因素,反复呼吸道感染导致肺功能的下降,加速慢阻肺进程。在本研究检出的慢阻肺患者中曾被诊断有呼吸系统疾病(慢性支气管炎、肺气肿等)者占25%。可见,有肺部疾病相关易感基因的人群,在外界环境各种诱发因素下,更易患慢阻肺疾病。

第五节 40岁以上以及70岁以上人群慢阻肺患病率

表2-13 白银市慢阻肺筛查按年龄CAT评分统计表

年龄	筛查评分						合计
	<16分	16~19分	20~24分	25~29分	30~34分	≥35分	
40~49岁	131338	1628	199	5	0	0	133170
50~59岁	132799	5797	1447	144	7	0	140194
60~69岁	74842	12301	5142	981	69	3	93338
≥70岁	36094	15333	10028	2788	560	37	64840
合计	375073	35059	16816	3918	636	40	431542

40岁以上人群问卷调查表评分大于16分的比例为44.45%,70岁以上人群问卷调查表评分大于16分的比例为69.57%,70岁以上人群比40岁以上人群高出25.12个百分点。随着年龄增加慢阻肺患病率也在增高。

表2-14 不同年龄段慢阻肺患病率情况统计表

年龄	人数	$FEV_1/FVC<70\%$ 人数	$FEV_1/FVC<70\%$ 人数占比
40~49岁	133170	9388	7.05%
50~59岁	140194	11580	8.26%
60~69岁	93338	8344	8.94%
≥70岁	64840	6685	10.31%
合计	431542	35997	8.34%

目前GOLD指南和我国慢阻肺诊治指南均使用$FEV_1/FVC<$

70%作为定性诊断标准,老年人本身身体机能的下降会使其呼吸功能减退,所以我们尚需要进一步研究年轻人的慢阻肺诊断标准是否应该与老年人的诊断标准有所区别。2013年中国慢阻肺诊治指南指出,正常情况下随着年龄的增长,肺容积和气流可能受到影响,应用$FEV_1/FVC<70\%$这个固定比值可能导致某些健康老年人被诊断为轻度慢阻肺,也会对小于45岁的成年人造成慢阻肺的诊断不足。因此,目前很难科学地确定用哪项标准诊断慢阻肺更合适。应用固定比值造成个别患者产生慢阻肺的误诊和诊断过度,其风险有限。因为肺功能仅仅是确立慢阻肺临床诊断的一项参数,其他参数包括症状和危险因素。

研究显示,40~60岁中年人慢阻肺患病率为7.67%,大于60岁的老年人患病率为9.50%。老年人患病率明显高于中年人,而且随着年龄的增加,慢阻肺的患病率也明显增高。老年人肺间质进行性纤维化,吸入粉尘的长时间积累,反复感染,导致肺功能逐渐下降,慢阻肺患病率增高成为必然。同时也与脏器功能逐步退化,肺储备功能下降,肺泡弹性降低,小气道阻力增加有关。

在自然状态下,不吸烟的健康人群在FEV_1达到一个峰值之后会以19.6ml/年(男性)、17.6ml/年(女性)的速度降低,在本研究中,慢阻肺的患病风险随着年龄的增加而增大,与已发表的研究均一致,可能与FEV_1的自然降低有关,也可能与接触到的空气污染等的累积有关。

本次调查显示,慢阻肺总患病率为8.85%,均高于国内一般人群的患病率,考虑与调查人群、调查区域、危险因素暴露程度不同有关。如此次调查区域位于中国西北部,气候干燥,多风沙、粉尘,冬天烟煤取暖、工业废气排放等导致空气污染严重;调查人群有慢阻肺的易患因素,如高吸烟率、高龄、低学历水平、农村地区厨房生物燃料的使用等。

第六节 男女患病率比对

表2-15 白银市慢阻肺筛查按性别CAT评分统计表

性别	筛查评分						合计
	<16分	16~19分	20~24分	25~29分	30~34分	≥35分	
男	179820	20784	11152	2825	472	40	215093
女	195253	14275	5664	1093	164	0	216449
合计	375073	35059	16816	3918	636	40	431542

男性问卷调查表评分大于16分的比例为16.37%,女性问卷调查表评分大于16分的比例为9.79%,男性患病率高出女性6.58个百分点。

表2-16 慢阻肺患病率按性别统计表

性别	人数	$FEV_1/FVC<70\%$人数	$FEV_1/FVC<70\%$人数占比
男	215093	23337	10.85%
女	216449	17012	7.86%
合计	431542	38198	8.85%

性别方面,数据分析还发现慢阻肺总体患病率为8.85%,其中男性患病率为10.85%、女性患病率为7.86%,男性慢阻肺患病率高出女性2.99个百分点。可能与不同性别危险因素的暴露不同也有一定关系,尤其男女吸烟比例的显著不同。尽管许多研究发现男女慢阻肺患病率的差异,然而国际关于性别是否为慢阻肺发病因素仍存在争议。如国外一项针对6国的研究,发现男女患病率无明显性别差异,在Lindberg等一项10年随访研究中再次证实男女发病率无差异。但是在中国,CPH研究显示,男性慢阻肺患病率是女

性的2倍多。具体分析,可能是男性吸烟人数较多,男性较多从事粉尘作业而且不注意戴口罩等个人防护导致吸入粉尘较多,男性接触二手烟的机会也较多。

将上述有统计学意义的相关因素纳入二分类Logistic分析,结果显示年龄、吸烟、呼吸疾病家族史、生物燃料的使用为白银地区慢阻肺危险因素。

本研究的局限在于:①调查社区人口流动性较大,且合并不稳定心脑血管疾病者较多,部分调查者脱漏,导致样本量偏少,评价总体患病率存在局限性;②调查慢阻肺患病率较我国2002年全国范围调查结果明显升高,除吸烟因素外,还需考虑其他因素,如生物燃料的使用,因调查社区所用燃料及厨房通风无差异,还需考虑调查与烹饪习惯及烹饪次数是否相关。

第三章 慢阻肺急性加重期住院情况及带来的经济负担分析

一、患者住院情况统计

表3-1 慢阻肺住院人数占总住院人数比及在二、三级医院住院情况

年度	抽调医院			三级医院			二级医院		
	慢阻肺	总数	占比	慢阻肺	总数	占比	慢阻肺	总数	占比
2016	3732	122285	3.06%	2650	73775	3.59%	1082	48510	2.23%
2017	3699	131305	2.82%	2811	77458	3.63%	888	53847	1.65%
2018	5423	152495	3.56%	4338	92437	4.69%	1085	60058	1.80%
总计	12854	406085	3.17%	9799	243670	4.02%	3055	162415	1.88%

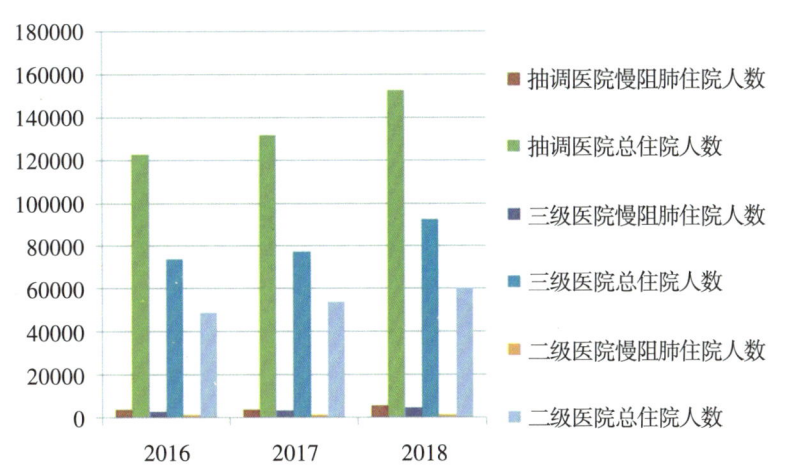

图3-1 慢阻肺住院人数占总住院人数比及在二、三级医院住院情况

为了解白银地区慢阻肺患病率及住院诊治情况,特抽取白银地区9家医院,包括4家三级医院、5家二级医院住院治疗的病人病历进行流行病学调查。发现2016年1月~2018年12月期间住院治疗的病人总数为406 085人,2016年总住院人数122 285人、2017年总住院人数131 305人、2018年总住院人数152 495人,其中三级医院年住院人数分别为73 775人、77 458人、92 437人,占当年总住院人数的60.3%、59.0%、60.6%。慢阻肺急性加重住院治疗的病人总数达12 854人,其中2016年3732人、2017年3699人、2018年5423人,三级医院年住院人次分别是2650人、2811人、4338人,分别占肺部疾病总住院人数的71.0%、76.0%、80.0%。分析发现三级医院住院治疗的慢阻肺病人数明显高于二级医院诊治人数。

采取随机抽样在选定医院内抽取2016年1月~2018年12月住院的慢阻肺急性加重患者住院病历1550份,其中三级医院800份、二级医院750份。实际抽调病例1413份,其中三级医院796份,完成率99.5%;二级医院617份,完成率82.3%。总抽样数占3年期间慢阻肺住院人数的10.99%。

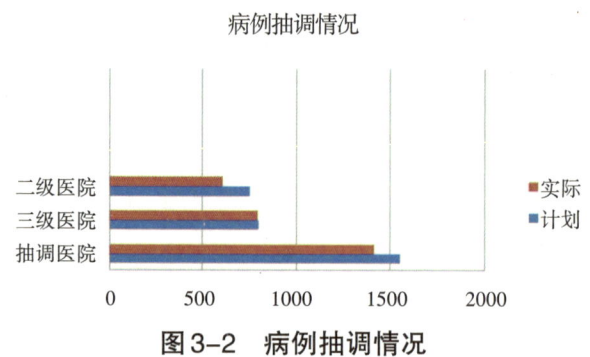

图3-2 病例抽调情况

二、白银地区慢阻肺诊治现状

1.肺功能检查率及合格率

GOLD指南明确指出,对于40岁以上人群,如有吸烟等高危因素存在,患者有慢性咳嗽、咯痰或呼吸困难症状,均应建议患者行肺功能检查。本调查对象均为住院治疗的急性发作期慢阻肺患者,但调查发现在1413例慢阻肺患者中,只有47.7%患者曾经进行过肺功能检查,三级医院肺功能检查率为66.2%、二级医院肺功能检查率仅23.8%,在行肺功能检查的674人中,不符合慢阻肺诊断标准的有123人,其中三级医院67人、二级医院56人,肺功能不合格率分别占12.7%和38.1%。见表3-2。

表3-2 肺功能检查情况

类别	肺功能			$FEV_1/FVC < 70\%$		
	有	无	检查率	符合	不符合	合格率
三级医院	527	269	66.2%	460	67	87.3%
二级医院	147	460	23.8%	91	56	61.9%
总计	674	739	47.7%	551	123	81.7%

造成本地区肺功能检查率低的原因分析如下:部分医院2018年以前尚未配备肺功能仪,缺乏肺功能检查专业技术人员,诊断慢阻肺主要依靠病史及临床症状,导致肺功能检查率低下;部分医生对肺功能检查的认知水平低,且缺乏技术操作的专门培训和应用指导,导致慢阻肺的漏诊率高。

2.严重程度分级

见表3-3。

表3-3 严重程度分级

FEV_1占预计值百分比(%)	人数(人)	比值(%)
>80	61	11.0
80~50	231	41.9
50~30	175	31.8
<30	84	15.3
总计	551	100

3.并发症

调查发现白银地区住院的慢阻肺患者肺功能以中、重度降低为主(见表3-3),说明3/4病人在就诊时肺功能已明显下降,约一半患者首次住院即发现伴有1种或1种以上的并发症(表3-4、图3-3)。此时即便给予积极治疗、干预,但肺功能已不能逆转,严重影响患者生活质量,从而加重家庭负担。由此再次说明早期肺功能检查的必要性,不仅是诊断慢阻肺的金指标,且对于治疗、评估预后等意义重大。肺功能作为一种操作相对复杂的检查手段,设备成本较高,普及率远低于血压、血糖检测。但是慢阻肺气流受限的诊断通过肺量计检测即可实现。复杂的肺容量检测、弥散功能检测等并非慢阻肺诊断所必须。肺量计检测也是肺功能检查的一项有效手段。在我国呼吸病学领域专家多年呼吁下,慢阻肺和肺功能检查逐渐引起政府重视,并在近年获得政策支持,提倡加强慢性呼吸系统疾病筛查干预,将肺功能检查纳入常规体检。在获得政府政策层面大力支持的前提下,还需要加强宣传教育提高民众对慢阻肺和肺功能检查的认知,提升基层医务人员的慢阻肺诊疗能

表3-4 并发症情况

并发症	人数(人)	比例(%)	并发症	人数(人)	比例(%)
无	811	57.4	无	651	46.1
有	602	42.6	有	762	53.9
肺心病	382	27	高血压	463	32.8
呼吸衰竭	152	10.7	高心病	62	4.3
肺性脑病	8	0.6	冠心病	103	7.3
肺炎	8	0.6	风心病	23	1.6
肺心病、呼衰	52	3.7	房颤	13	0.9
			糖尿病	35	2.5
			脑血管病	7	0.5
			OSAS	6	0.4
			矽肺	6	0.4
			肺结核	11	0.8
			间质肺病	21	1.5
			肿瘤	8	0.6
			肺大泡	4	0.3
总计	1413	100		1413	100

力,真正将肺功能检查广泛推广,使慢阻肺预防诊治深入人心,才有可能做好慢阻肺的综合防控工作,降低慢阻肺对我国民众健康的危害。

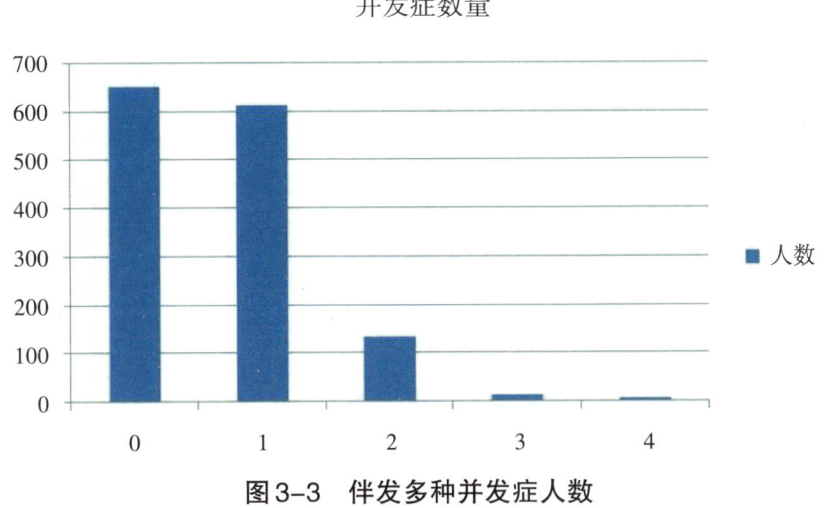

图3-3 伴发多种并发症人数

导致本地区慢阻肺并发症增多的原因,分析如下:农村绝大多数慢阻肺患者诊断延迟情况显著,部分原因与患者早期症状不明显有关,但同时也存在重度慢阻肺患者未能得到及时诊断和规范治疗。农村地区慢阻肺早期诊断困难的原因,不仅在于部分患者无明显呼吸道症状,还与患者就医行为模式、农村地区医疗服务的可及性和基层医院医疗技术薄弱等综合因素相关。农村患者对医疗支持的需求并不比其他人群低,但是由于经济条件差、可及的医疗技术支持有限等因素,使得这部分患者诊断延迟、治疗方案不规范、治疗依从性降低。另一方面,县乡级医院医务人员对慢阻肺诊断意识薄弱、肺功能检查开展严重不足、规范化诊治方案缺陷,既导致了对患者的诊断治疗延迟,又因治疗方案不规范导致患者病情控制欠佳。这两方面因素相互影响,使农村地区慢阻肺管理陷入重重困难之中。因此,加强县乡两级医院医疗技术能力、推广肺功能检查普及、开展农村人口的健康知识教育是解决农村地区慢阻肺诊断率低、诊断延迟、规范化治疗缺失的有效方法。

4.住院治疗情况

GOLD指南明确指出对慢阻肺患者应依据患者肺功能气流受限的严重程度、气短症状和未来急性加重的风险全面评估,提供个体化的分级治疗方案,其中包括:①药物治疗可缓解慢阻肺症状、降低和减轻急性加重的频率和严重程度、改善生活质量和运动耐力,然而目前尚无可靠证据支持药物治疗可逆转慢阻肺自然病程中肺功能的进行性下降;②包括β_2受体激动剂和抗胆碱能药物在内的支气管扩张剂是慢阻肺的基础治疗,长效制剂优于短效制剂,吸入治疗优于口服治疗;③长期吸入糖皮质激素联合支气管扩张剂治疗推荐用于高急性加重风险的慢阻肺患者,不推荐长期口服或吸入糖皮质激素单药治疗;④磷酸二酯酶4抑制剂roflumilast $FEV_1<50\%$、慢性支气管炎和频繁急性加重的患者可能有效;⑤流感疫苗可降低严重急性加重导致住院和死亡的风险;⑥目前不推荐稳定期慢阻肺患者长期应用抗生素治疗,除非用于治疗感染导致的急性加重或其他细菌感染性病变;⑦以患者在平地正常速度行走即出现气短症状者均可以从康复锻炼中获益。此外,慢阻肺患者的规律随访也是非常重要的,定期监测肺功能和主观症状的变化,尤其是新出现的症状,以便修正治疗方案,及时发现新出现的并发症。

分析本地区患者的治疗用药情况时发现,患者使用的药物排第1位的为抗生素,其次为茶碱和祛痰药物,接受抗生素使用的比例则高达90.9%,激素使用率为37.6%(见表3-5)。三级医院抗菌药物使用率为84.4%,二级医院抗菌药物使用率高达99.2%。联合使用抗菌药物在本地区较为常见,治疗期间使用1种抗菌药物者占63.1%,使用2种或2种以上者占36.9%,而3种及以上者占4.6%。对比各级医院抗菌药物使用情况发现,三级医院使用2种以上抗菌药物仅占2.7%,二级医院高达6.7%(见表3-6)。

表3-5　治疗情况

人数及占比	抗菌药物	茶碱类	祛痰药	激素类	支气管扩张剂
人数(人)	1554	995	889	531	430
比例(%)	90.9	70.4	62.9	37.6	30.4

表3-6　抗菌药物使用情况

抗菌药/种类	总住院数(人)	比值(%)	三级医院(人)	比值(%)	二级医院(人)	比值(%)
未使用	129	9.1	124	15.6	5	0.8
使用	1284	90.9	672	84.4	612	99.2
总计	1413	100	796	100	617	100
1	810	63.1	434	64.6	376	61.4
2	415	32.3	220	32.7	195	31.9
3	54	4.2	18	2.7	36	5.9
4	5	0.4	0	0	5	0.8
总计	1284	100	672	100	612	100

基于此，本研究还对以上病人入院后是否行微生物学检查(不限于痰检，可为咽拭子或血培养或灌洗液检查)及结果进行调查，发现检查率仅38.7%，547例病人中阳性结果仅66例(占4.7%)(见表3-7)。前5位致病菌依次为肺炎克雷白杆菌(28例)、大肠埃希菌(25例)、铜绿假单胞菌(5例)、流感嗜血杆菌(2例)、鲍曼不动杆菌(2例)。根据该结果估测部分病人无使用抗菌药物指征及联合用药指征(见图3-4)。

表3-7　微生物检测情况

微生物检测	总住院数(人)	比值(%)	三级医院(人)	比值(%)	二级医院(人)	比值(%)
未检测	866	61.3	276	34.7	590	95.6
检测	547	38.7	520	65.3	27	4.4
总计	1413	100	796	100	617	100

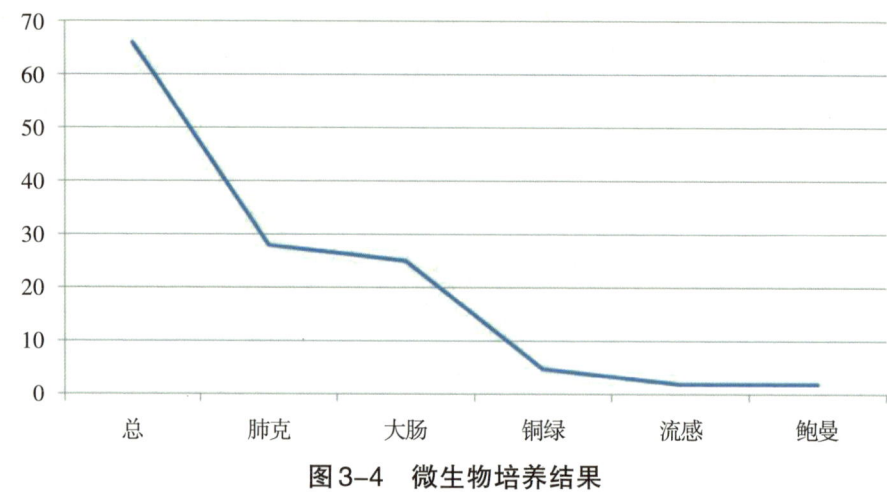

图3-4 微生物培养结果

5.抗菌药物使用合理性分析

指南推荐抗菌药物治疗的指征:①呼吸困难加重、痰量增加和脓性痰是3个必要症状;②脓性痰在内的2个必要症状;③需要有创或无创机械通气治疗。临床上应用何种类型的抗菌药物要根据当地细菌耐药情况选择,对于反复发生急性加重、严重气流受限和(或)需要机械通气的患者应进行痰培养,因为此时可能存在革兰阴性杆菌(如假单胞菌属或其他耐药菌株)感染并出现抗菌药物耐药。住院的慢阻肺急性加重患者在病原学检查时,痰培养或气管吸取物(机械通气患者)可以替代支气管镜用于评价细菌负荷和潜在的致病微生物。药物治疗途径(口服或静脉给药)取决于患者的进食能力和抗菌药物的药代动力学特点,最好给予口服治疗。呼吸困难改善和脓痰减少提示治疗有效。抗菌药物的推荐治疗疗程为5~10天。临床上选择抗生素要考虑有无铜绿假单胞菌感染的危险因素:①近期住院史;②经常(>4次/年)或近期(近3个月)抗菌药物应用史;③病情严重(FEV_1占预计值10%)。初始抗菌治疗的建议:①对无铜绿假单胞菌危险因素者,主要依据急性加重严重程度、当地耐药状况、费用和潜在的依从性选择药物,病情较轻者推荐使用青霉素、阿莫西林加或不加用克拉维酸、大环内酯类、氟喹诺酮类、第1代或第2代头孢菌素类抗生素,一般可口服给药,病情较重者可用β-内酰胺类/酶抑制剂、第2代头孢菌素类、氟喹诺酮类和第3代头孢菌素类;②有铜绿假单胞菌危险因素者如能口服,则可选用环丙沙星,需要静脉用药时可选择环丙沙星、抗铜绿假单胞菌的β-内酰胺类,不加或加用酶抑制剂,同时可加用氨基糖苷类药物;③应根据患者病情的严重程度和临床状况是否稳定选择使用口服或静脉用药,静脉用药3天以上,如病情稳定可以改为口服。

表3-8 抗菌药物使用种类及排序

二级医院	例数(例)	三级医院	例数(例)
左氧氟沙星	129	左氧氟沙星	230
头孢呋辛	75	头孢他啶	122
头孢哌酮钠舒巴坦钠	69	头孢哌酮钠舒巴坦钠	100
头孢噻肟	53	头孢曲松	76
头孢曲松	51	哌拉西林他唑巴坦	36
美洛西林钠	48	头孢西丁钠	24
阿奇霉素	45	阿奇霉素	22
头孢哌酮	35	青霉素	20
头孢他啶	27	依替米星	15
五水头孢唑林钠	16	磷霉素	10
青霉素	13	头孢呋辛	5
阿莫西林舒巴坦	13	美洛西林钠	2
哌拉西林他唑巴坦	7	克林霉素	2
莫西沙星	7	头孢哌酮	2
氨曲南	7	美罗培南	2
克林霉素	5	莫西沙星	2
头孢吡肟	4	万古霉素	2
美罗培南	3		
头孢唑林钠	2		
阿莫西林克拉维酸钾	2		
头孢克肟	1		

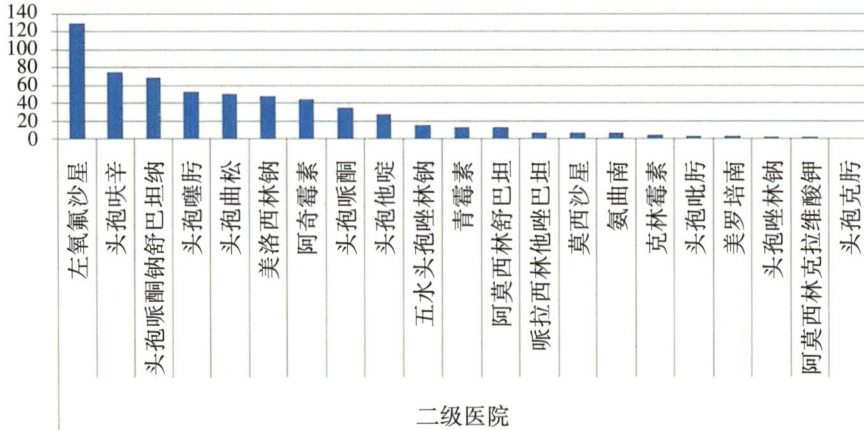

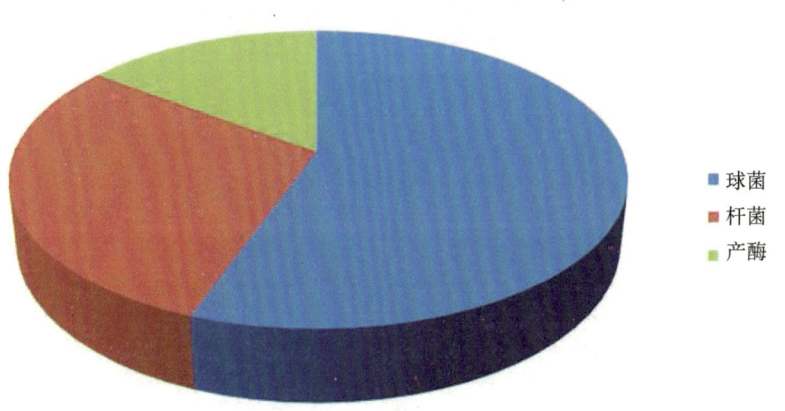

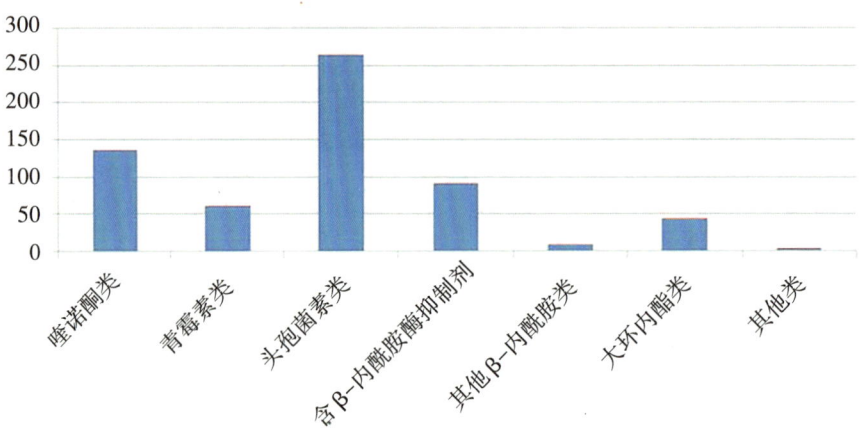

图 3-5　二级医院抗菌药物使用情况

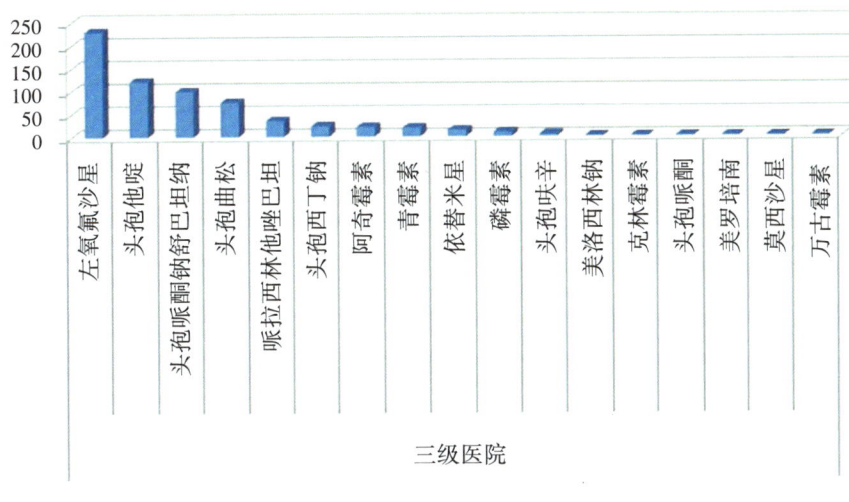
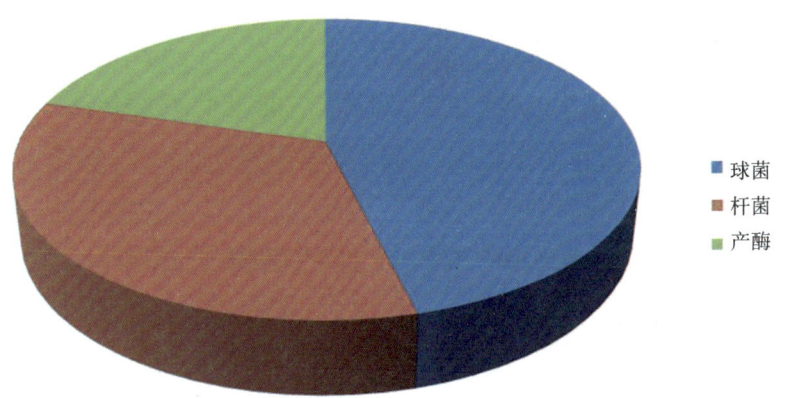
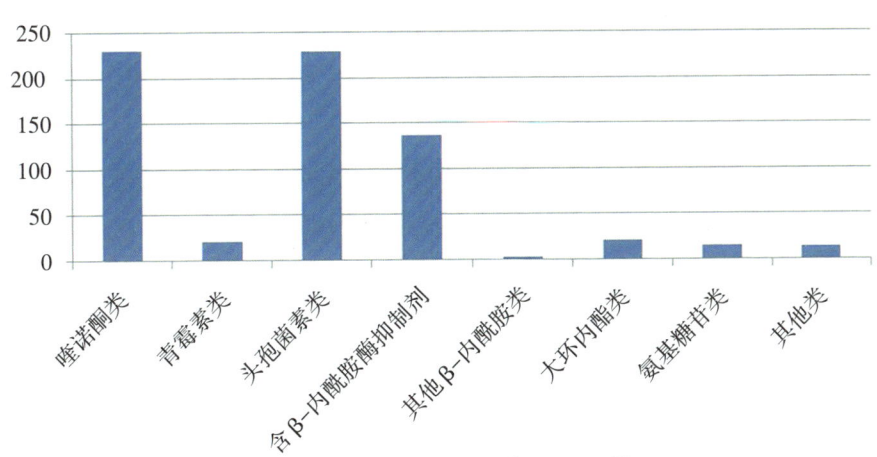

图3-6 三级医院抗菌药物使用情况

通过对本地区阳性微生物学结果及抗菌药物使用情况综合分析发现，本地区多数医院能遵守指南，根据本地区细菌情况合理使用抗菌药物。

慢阻肺诊治指南推荐药物治疗包括支气管扩张剂、激素，均以吸入制剂为主。本调查发现本地区使用激素人数为531人，三级医院为240人，激素使用率为30.2%，吸入治疗者占76.1%；二级医院对应为291人，激素使用率47.2%，有65.6%仍以静脉用药为主。而支气管扩张剂的使用方式各级差异显著，三级医院97.7%以吸入为主，而二级医院口服人数达84.9%（表3-9、10）。

表3-9　激素使用情况

激素使用情况	总住院数（人）	比值（%）	三级医院（人）	比值（%）	二级医院（人）	比值（%）
静滴	391	73.6	135	34.5	256	65.6
吸入	138	26.0	105	76.1	33	23.9
口服	2	0.4	0	2.7	2	100

表3-10　支气管扩张剂使用情况

支气管扩张剂	总住院数（人）	比值（%）	三级医院（人）	比值（%）	二级医院（人）	比值（%）
未使用	983	69.6	532	66.8	451	73.1
使用	430	30.4	264	33.2	166	26.9
总计	1413	100	796	100	617	100
吸入	283	65.8	258	97.7	25	15.1
口服	147	34.2	6	0.3	141	84.9
总计	430	100	264	100	166	100

为降低药品费用，减轻百姓用药负担，本地区医疗卫生机构实施基本药物制度。现行的《国家基本药物目录》中平喘药主要为口服药以及可雾化吸入的短效β_2受体激动剂、抗胆碱能药。效果最好的长效β_2受体激动剂、抗胆碱能药由于药价偏贵，影响进入医疗机构的进程，但是茶碱类药物以及其他价格便宜的短效制剂在很

多基层医疗卫生机构也是缺乏的。部分二级医院所配备的平喘药主要是口服以及静脉注射剂型。除了基层医疗卫生机构医务人员对慢阻肺诊治的认识不足外，药物种类匮乏也是制约本地区慢阻肺规范化治疗的重要因素之一。

表3-11　院内肺康复开展情况统计表

类别	调查例数	开展例数	百分比(%)
二级医院	519	135	2.12
三级医院	397	56	29.97
总计	916	130	14.19

调查结果显示，实施肺康复在慢阻肺急性发作住院患者中占比为14.19%，其中二级医院肺康复比例仅占2.12%、三级医院肺康复占比29.97%。综合性肺康复作为以慢阻肺为主的慢性呼吸系统疾病非药物疗法之一，肺康复是对伴症状和日常活动能力降低的慢性肺疾病患者采用多学科的个体化综合干预。肺康复目的是减轻症状，维持理想功能状态，使疾病稳定，减少医疗保健费用。肺康复医疗可被认为是临床治疗的延续，是有效治疗慢性严重肺疾病不可缺少的一部分。同时，肺康复医疗不仅是治疗，也是对肺疾病的积极主动预防。

院外随诊是慢阻肺稳定期患者重要的管理方式。根据本调查结果，院外随诊比例85.48%，其中二级医院院外随诊74.95%、三级医院院外随诊99.24%。白银市目前尚没有建立完善的转诊体系，患者的院外管理依赖于主管医师与门诊医生，故继续加强院外随诊制度，可以有效管理患者。

表3-12　院外随诊

类别	调查例数	检查例数	百分比(%)
二级医院	519	389	74.95
三级医院	397	394	99.24
总计	916	783	85.48

吸入治疗是慢阻肺患者的主要药物治疗手段,吸入药物具有药物起效快、用药量少、局部药物浓度高而全身不良反应少等优点,但一直以来因患者对药物吸入治疗认知不到位、费用较贵、吸入装置缺乏等原因导致院外吸入药物治疗的依从性差,本次调查结果显示,二级医院院外吸入药物依从性为28.32%、三级医院为63.98%。加强临床医师对慢阻肺的规范药物治疗尤为重要,白银市已将慢阻肺纳入慢病管理,提供每年不超过3000元的门诊诊疗费用报销,将极大地推动慢阻肺患者的规范治疗,提高患者的依从性。

表3-13 院外吸入药物依从性

类别	调查例数	检查例数	百分比(%)
二级医院	519	147	28.32
三级医院	397	254	63.98
总计	916	401	43.78

6.住院费用

见表3-14。

表3-14 住院费用　　　　　　　　　　　　　　　　　单位:元

医院	均费	均住日	检验费	影像费	治疗费	药费	抗菌药物
1	5277.17	8.41	968.41	1088.12	1165.36	2055.28	1029.01
2	5400.98	11.22	1045.13	1162.54	1377.15	1816.16	798.54
3	5637.87	9.78	1571.52	715.33	1059.66	2291.36	1357.23
4	5861.47	8.98	1314.29	894.25	1785.70	1867.23	906.07
5	4319.14	8.47	495.37	726.64	1997.66	1099.47	730.36
6	4570.03	8.11	547.43	580.17	1437.20	2005.50	1045.11
7	5196.22	9.04	850.11	1038.33	1293.00	2014.78	1037.58
8	4233.35	8.66	866.09	630.21	1680.99	1056.08	639.41
9	4413.24	8.77	899.53	800.91	994.87	1717.93	923.85
总平	4989.94	9.05	950.88	848.50	1421.29	1769.31	940.80

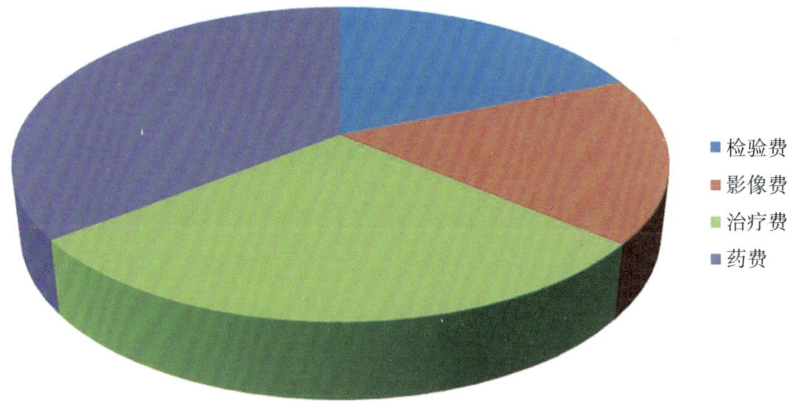

图3-7 各类费用占比(%)

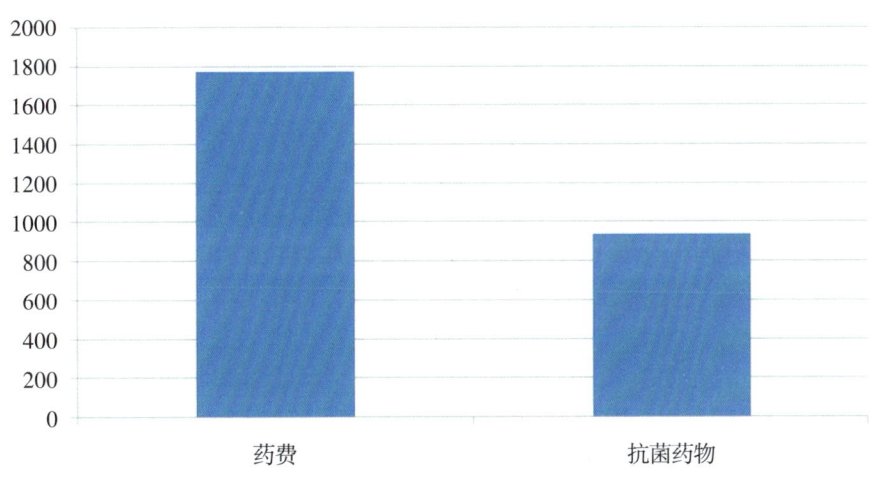

图3-8 抗菌药物费用与总药费对比

通过对住院总费用统计发现,本地区慢阻肺平均每人次住院花费4 989.94元,药费、检验费、影像费占比分别分别为31.5%、22.3%、13.6%,而抗菌药物费用占总药费的53.2%。

7.出院治疗

对住院治疗的1413例患者进行出院用药指导,发现仅有35.7%患者出院后继续吸入LAMA或ICS+LABA中的1种,联合以上2种者仅有5.2%。对于稳定期用药选择评估是依据。

表3-15 院外药物吸入情况统计表

出院吸入治疗	人数(人)	比值(%)
无	909	64.3
有	504	35.7
1	431	30.5
2	73	5.2

8.出院随访

部分医院慢阻肺随访工作流于形式,仅于患者出院1周或1月后由主管医师电话随访,随访的内容仅限于病人感觉是否可以、症状是否减轻,未对出院后用药情况进行监督及指导,未对患者是否坚持氧疗、是否行肺康复训练等进行随访,对病人复诊时间未做明确安排,不能做到闭环管理。但也有部分三级医院随访工作落实到位,设有专职人员定期对慢阻肺出院病人进行随访,包括药物指导、戒烟宣教及复诊预约,定期邀请病患返院进行疾病评估。

三、本地区目前在慢阻肺诊治工作中存在的问题

本地区目前在慢阻肺诊治工作中存在的问题包括:①医务人员和公众对疾病认知不足,疾病诊断率低;②慢阻肺基线流行病学数据尚待完善,慢阻肺动态监测网络尚未建立;③未建立符合实际情况的慢阻肺综合防治体系,慢阻肺患者集中就诊于三级医院,而初级卫生机构对慢阻肺的诊断和治疗水平有待提高;④有效、适用的慢阻肺诊治技术体系未得到切实推广应用,如肺功能检查在慢阻肺早期诊断中应用率低,控烟尚未广泛纳入慢阻肺防治框架,药物、家庭氧疗、康复治疗等未规范也未广泛开展。

第四章　基层社区慢阻肺诊断现状

白银地区农民由于经济条件限制、生物燃料使用、厂矿工作者众多等因素导致慢阻肺发病更为凸显,随着新农合分级诊疗的进展,乡镇基层社区、卫生院对于慢阻肺的防治能力建设具有前所未有的重要性。

一、基层乡镇卫生院医生分布

表4-1　基层乡镇卫生院医生构成情况

指标	人员总数及占比	
在职医师人员数	114	
助理级	48	42.1%
医师级	36	31.6%
主治医师	20	17.5%
高级职称	10	8.8%
医师初始学历		
中专	48	42.1%
大专	36	31.6%
本科	30	26.3%
医师结构		
全科医师	86	75.4%
呼吸内科医师	3	2.6%
技师	10	8.8%
村医	15	13.4%

调查来源于白银地区7所乡镇卫生院及下属7所驻村卫生站114名乡镇卫生院医师,对医务人员职称、学历、结构进行调查。初步了解基层卫生院医师结构(见表4-1)。

表4-1调查结果显示:在职医师人数114人,职称:助理级48人,占42.1%;医师级36人,占31.6%;主治医师20人,占17.5%;高级职称10人,占8.8%。以初级职称医师为主,占70%以上。学历:中专48人,占42.1%;大专36人,占31.6%;本科10人,占26.3%。以中专、大专学历为主,占70%以上。医师结构:全科医师86人,占75.4%;呼吸内科医师3人,占2.6%;技师10人,占8.8%;村医15人,占13.4%。以全科医师为主。白银地区基层医院医师配比以低学历、低职称、全科医师为主,呼吸专科医师仅为2.6%,呼吸系统疾病诊治能力有限。

二、基层乡镇卫生院检查设备配备情况

本次调查的7所乡镇卫生院均配备有简易肺通气功能仪(橙意肺活量计SP-10BT,均为"幸福呼吸"中国慢阻肺分级诊疗规范化推广项目组2018年配备)、普通X光机、B超机、心电图机,但驻村卫生站均无任何检查设备。

肺功能仪是诊断慢阻肺必备的检查设备,目前多数基层医疗机构由于缺乏肺功能检查设备、肺功能检查应用不够,同时基层医生对肺功能检查的认知水平低,导致基层对慢阻肺的诊断率低。对7所乡镇卫生院医务人员调查数据显示:乡镇卫生院医务人员对于慢阻肺诊断的金标准为肺功能知晓率84.2%,有10.5%的人认为诊断金标准为胸片或CT,有3.5%的人认为断金标准为症状,有1.8%的人诊断金标准不清楚(见表4-2)。

表4-2 基层乡镇卫生院医务人员的慢阻肺诊断金标准认知度调查

指标	医师人数(占比)
不清楚	2(1.8%)
肺功能	96(84.2%)
胸片或CT	12(10.5%)
症状	4(3.5%)

三、基层乡镇卫生院医务人员肺功能检查技能掌握情况

肺功能检查在呼吸系统疾病的诊断与鉴别诊断、疾病严重程度分级、病情进展和预后评估、治疗方案的选择和疗效评估等方面均有重要意义,肺功能是诊断慢阻肺的金标准,且对治疗、病情评估、预后等意义重大。目前多数基层医疗机构由于缺乏肺功能检查设备,肺功能检查应用不够,同时基层医生对肺功能检查的认知水平低,且缺乏技术操作的继续教育和应用指导,导致慢阻肺误诊、漏诊率高,大力推广基层肺功能检查,可有效降低误诊、漏诊率,有助于慢阻肺的早期发现和诊断。通过"幸福呼吸"项目,多次开展了对于乡镇地区全科医师肺功能检查设备使用、肺功能检查结果分析、肺功能在慢阻肺诊断中的应用、肺功能检查质量控制的线上、线下培训,包括学术会议、全科医师继续教育、网络远程教育、上级医院进修等。

本次调查基层医务人员对慢阻肺患者的早期诊断及对肺功能检查的技能掌握情况、肺功能检查在慢阻肺诊断中的应用等情况,以期改善、加强对于基层卫生院设备支持及医务人员设备使用、结果分析,提高基层医务人员慢阻肺诊断能力。调查的7所乡镇卫生院医务人员能熟练操作橙意肺活量计的每所卫生院2~3人,对103名医师做慢阻肺的诊断中1秒率(FEV_1/FVC)小于多少被认为持续存在气流受限,76.3%的人知道诊断标准为70%,有23.7%的人为不清楚,调查为错误标准(见表4-3)。基层卫生院医务人员对于肺

功能检查的一系列参数概念认知度普遍较低、对慢阻肺严重程度肺功能分级知晓率普遍较低。基层医务人员肺功能检测的技能培训仍需持续进行。

表4-3　基层乡镇卫生院医务人员慢阻肺的诊断中1秒率（FEV_1/FVC）小于多少被认为持续存在气流受限认知度调查

1秒率	医师人数（占比）
小于30%	11（9.6%）
小于50%	1（0.9%）
小于70%	87（76.3%）
小于80%	4（8.8%）

四、肺功能检查的质量控制

经调查7所基层乡镇卫生院，医务人员对于肺功能检查的一系列参数概念认知度普遍较低、对慢阻肺严重程度肺功能分级知晓率普遍较低。医务人员参加肺功能检查相关培训的比例在57.9%，培训次数以2~4次为多，培训中接受上级医院肺功能质量控制的占77.2%（见表4-4）。基层医务人员对慢阻肺、肺功能培训参加率不高，上级医院质控仍未覆盖所有基层医院，仍需增加培训次数，增强基层医务人员学习意识，上级医院督导质控需加强实现全覆盖、全面监控。

表4-4　基层乡镇卫生院医务人员参加肺功能培训情况

指标	基层医务人员
是否参加	
是	66（57.9%）
否	48（42.1%）
培训次数	4
上级医院质控	
是	88（77.2%）
否	26（22.8）

调查基层乡镇卫生院、社区医务人员共166名，参加过慢阻肺诊治相关培训的比例在83%，主要培训方式以远程教育为多，占到70.2%，培训内容多样化，以慢阻肺健康教育及患者管理居多（见表4-5）。

表4-5　基层乡镇卫生院医务人员参加慢阻肺诊治培训情况

参加培训人员	医务人员占比
166	83%
培训方式	基层医务人员及培训占比
远程教育	140(70.2%)
培训班	48(24.0%)
专题讲座	50(25.0%)
健康教育及患者管理	180(90.0%)

本次所调查的7所乡镇卫生院均配备有简易肺通气功能仪（橙意肺活量计SP-10BT）作为慢阻肺筛查初步肺功能检查。对慢阻肺筛查问卷（COPD-SQ）大于16分的高危人群进行肺功能初步检查（见表4-6）。

表4-6　慢阻肺筛查问卷（COPD-SQ）

姓名：　　　性别：　　　身高：　　　体重：
身份证号：　　　　　住址：　　　　　　电话：

问题	回答	评分	得分
1.您的年龄	40~49岁	0	
	50~59岁	4	
	60~69	8	
	70岁以上	11	
2.你吸烟总量（包/年）=每天吸烟（包）×吸烟（年）	从不抽	0	
	1~14包/年	2	
	15~30包/年	4	
	≥30包/年	5	
2.1 通常情况下，您每周接触二手烟的天数是（不计入总分，请填选项）（二手烟是指吸烟时，吸烟者呼出的以及卷烟末端散发出的烟雾）	几乎不抽烟	A	
	平均每周有4~6天	B	
	平均每周有1~3天	C	
	平均每周<1天	D	
	没有	E	
	不知道	F	

问 题	回 答	评分	得分
2.2 您每天接触二手烟的时间平均为	____分钟	—	—
2.3 您像这样接触二手烟的历史，大约有	____年	—	—
3.您的体重指数(kg/m²)=体重(公斤)/身高²(米²)	<18.5	7	
	18.5~23.9	4	
	24~27.9	1	
	≥28	0	
4.没感冒时您是否常有咳嗽？	是	5	
	否	0	
5.平时是否有气促？（气促表现为呼吸短促(快)，注意与痰多引起的喘息区分）	没有气促	0	
	在平地急行或爬小坡时感觉气促	3	
	平地正常行走感气促	6	
6.您主要使用生物燃料烹饪吗？（生物燃料指利用生物体制取的燃料，比如用玉米秆、玉米芯等）	是	1	
	否	0	
7.您父母兄弟姐妹及子女是否有人患慢支炎、肺气肿或慢阻肺？	是	3	
	否	0	
如果您的总分≥16，您需找医生进一步检查，明确是否为慢阻肺		总分	

表4-7 肺功能检查例数

问卷≥16分人数	肺功能检查例数及占比	肺功能合格例数及占比
3430	2822(82.3%)	2257(80%)

肺功能通气检查是慢阻肺筛查的主要手段，白银市作为"幸福呼吸"中国慢阻肺分级诊疗规范化推广首批城市之一，基层主要对慢阻肺问卷筛查≥16分人群进行肺通气功能检查，在本次调查中，7所乡镇卫生院覆盖社区40岁以上居民中慢阻肺问卷筛查≥16分的

3430人，肺通气功能检查2822人，检查率82.3%；肺通气功能检查合格2257人，合格率80%。基层医务人员对肺功能检查的意义、要求和操作方法了解不够，导致肺功能检查率偏低，合格率未达到理想指标。因此基层医务人员肺功能检查培训及质控仍需加强。

第五章　基层社区慢阻肺治疗现状

为了解基层社区、卫生院的慢阻肺治疗现状,我们进行了问卷调查。本次调查的7所乡镇卫生院及下属7所驻村卫生室的114名医务人员,包括:全科医师、呼吸专科医师、技师、村医。慢阻肺常用药物以沙丁胺醇气雾剂、氨茶碱、茶碱缓释片多见,对支气管扩张剂药物种类知晓率以茶碱类、β受体激动剂及糖皮质激素较高,对于抗胆碱能药物知晓率较低。

针对654例诊断慢阻肺或疑似慢阻肺的农村患者的调查中,仅有52.1%的人听过慢阻肺,对于慢阻肺是否需要长期治疗有53.4%的人予以肯定回答。吸入剂的使用率43.6%,但多以偶尔吸入沙丁胺醇气雾剂为主。吸入剂的使用方法及注意事项知晓率更低,自行停药、减药、换药多见。大部分不能做到定期复查肺功能。只有17.3%的患者曾行家庭氧疗,且大多数家庭氧疗均不规范,氧疗时间较短。有院外随访的卫生院很少,药物吸入的依从性极差。

一、基层乡镇卫生院慢阻肺常用药物配备及药物知晓情况

调查了7所乡镇卫生院及下属7所驻村卫生站药物配备情况(见表5-1)、医务人员支气管扩张药物知晓情况(见表5-2)。

表5-1　各基层乡镇卫生院慢阻肺常用药物配备

乡镇卫生院(村卫生室)	常备药品
景泰县上沙沃镇卫生院	茶碱缓释片、细辛脑、激素、沙丁胺醇气雾剂
平川区水泉镇中心卫生院	沙丁胺醇气雾剂、氨茶碱、多索茶碱注射液、布地奈德溶液、地塞米松、二羟丙茶碱注射液
靖远县北湾镇中心卫生院	沙丁胺醇气雾剂、地塞米松注射液、二十五味肺病丸、茶碱缓释片、氨溴索片、地塞米松片
靖远县高湾镇卫生院	沙丁胺醇气雾剂、氨溴索分散片、溴己新注射液
会宁县八里湾乡卫生院	沙丁胺醇气雾剂、羧甲司坦片、肺宝三效片、沙丁胺醇片、复方气管炎片、溴己新注射液、氨溴索片、泼尼松龙片、茶碱缓释片
靖远县北湾镇富坪卫生院	沙丁胺醇气雾剂、氨茶碱注射液、地塞米松注射液
会宁县郭城驿镇卫生院	多索茶碱注射液、茶碱缓释片、甲强龙、注射液、沙丁胺醇气雾剂、布地奈德溶液、氨溴索注射液
会宁县郭城驿镇红堡子村卫生室	羧甲司坦片、茶碱缓释片
平川区水泉镇陡城村卫生室	羧甲司坦片、茶碱缓释片、地塞米松片
景泰县上沙沃镇梁槽村卫生室	茶碱缓释片、羧甲司坦片、地塞米松片
靖远县北湾镇中堡村卫生室	茶碱缓释片、咳喘宁片、激素

表5-2　基层乡镇卫生院医务人员支气管扩张药物知晓情况

药品种类	知晓人数(占比)
不清楚	4(3.5%)
甲基黄嘌呤类	15(13.1%)
抗胆碱能药物	97(85.1%)
磷酸二酯酶4抑制剂	45(39.4%)
糖皮质激素	57(50%)
β受体激动剂	104(91.2%)
茶碱药物	110(96.4%)

由表5-1数据可见,白银地区基层乡镇卫生院慢阻肺常用药物

配备:静脉使用药物以氨茶碱、地塞米松为主,部分配备甲强龙、溴己新及多索茶碱、细辛脑等药物;口服药物以茶碱缓释片、羧甲司坦片、沙丁胺醇片为主,部分配备盐酸氨溴索分散片、甲强龙片;雾化吸入药物仅有布地奈德溶液,占比4.4%;吸入药物主要以沙丁胺醇气雾剂为主,占比70%。调查对象中无一所卫生院配备LABA+ICS或LAMA。有1.6%的医务人员不清楚所在卫生院药物配备情况。

由表5-2数据可见,所调查的114名乡镇卫生院全科医师、呼吸专科医师、技师、村医对于支气管扩张药物的知晓情况也参差不齐。有3.5%的医务人员不清楚支气管扩张剂包括哪些药物;而在对支气管扩张剂有所了解的医务人员中,对β受体激动剂知晓率达91.2%、对糖皮质激素知晓率50%、磷酸二酯酶4抑制剂知晓率39.4%,而对抗胆碱能药物知晓率有85.1%。累计有96.4%的医务人员知道茶碱类药物为支气管扩张剂,但只有13.1%的医务人员知道茶碱类药物属甲基黄嘌呤类药物。

调查654名患者的治疗用药情况时发现,患者使用的药物排第1位的为抗生素,其次为茶碱和祛痰药物,接受抗生素使用的比例则高达90.9%,茶碱类使用率74.9%,祛痰药使用率78.9%,激素使用率为50.9%,支气管扩张剂使用率43.6%(表5-3)。基层患者滥用抗菌药物普遍存在,激素使用率亦较高,可能与价格便宜有关,支气管扩张剂使用率不足50%,且以吸入沙丁胺醇气雾剂为主。

表5-3 基层社区卫生院慢阻肺治疗药物使用情况

类别	抗菌药物	茶碱类	祛痰药	激素类	支气管扩张剂
人数(人)	602	490	516	333	285
比例(%)	92.6	74.9	78.9	50.9	43.6

二、基层乡镇卫生院氧疗设备配备情况

所调查7所乡镇卫生院及下属驻村卫生站配备氧疗设备情况:7所乡镇卫生院均有所配备,驻村卫生站均无氧疗设备,其中设备

以氧气瓶联合制氧机多见，7所乡镇卫生院均配有氧气瓶，有5所乡镇卫生院另外配备制氧机，有中心供氧设备的卫生院只有1所。对就诊慢阻肺患者进行氧疗的占60%，吸氧时间98%患者每天在2小时以内。

表5-4 基层乡镇卫生院医务室氧疗设备配备情况

乡镇卫生院（村卫生室）	氧气瓶	制氧机	中心供氧
景泰县上沙沃镇卫生院	有	有	无
平川区水泉镇中心卫生院	有	无	无
靖远县北湾镇中心卫生院	有	无	有
靖远县高湾镇卫生院	有	有	无
会宁县八里湾乡卫生院	有	无	无
靖远县北湾镇富坪卫生院	有	有	无
会宁县郭城驿镇卫生院	有	有	无
会宁县郭城驿镇红堡子村卫生室	无	无	无
平川区水泉镇陡城村卫生室	无	无	无
景泰县上沙沃镇梁槽村卫生室	无	无	无
靖远县北湾镇中堡村卫生室	无	无	无

对654例诊断慢阻肺或疑似慢阻肺的农村患者家庭氧疗的调查中发现，患者对慢阻肺相关知识认知不足，大部分患者不知道慢阻肺需要吸氧，有17.3%的患者有氧疗设备，有氧疗设备患者中67.3%患者氧疗时间每天10小时以上，32.7%的患者氧疗时间不足2小时（见表5-5、6）。基层医生和患者对慢阻肺氧疗重视程度低下，氧疗极不规范。

表5-5 慢阻肺患者家庭氧疗设备配备情况

是否有氧疗设备	患者人数及占比
有	113(17.3%)
无	541(82.7%)

表5-6 慢阻肺患者长期家庭氧疗情况

氧疗时间	患者人数及占比
氧疗每天10小时以上	76(67.3%)
氧疗每天2小时以下	37(32.7%)

三、农村诊断慢阻肺患者或疑似慢阻肺患者治疗现状

为了解农村诊断慢阻肺患者及疑似慢阻肺患者目前治疗情况,我们对654例农村患者进行了现场问卷调查及个人访谈。其中男性293人、女性361人;年龄最大90岁、最小19岁,平均年龄55岁。仅有52.1%的人听过慢阻肺,28.3%的患者知道自己患有慢阻肺,59.2%的患者认为自己患有慢性支气管炎。对于慢阻肺是否需要长期治疗,有53.4%的人予以肯定回答。在所有患者既往治疗过程中吸入剂的使用率达43.6%,但多以偶尔吸入沙丁胺醇气雾剂为主,仅有55例患者曾联合或单独使用LAMA吸入剂(均为噻托溴铵),占比7.7%。有97例患者曾使用LABA+ICS,占比14.8%,其中舒利迭7.4%、信必可6.1%。有6人曾联合使用LABA及LAMA。吸入剂的使用方法及注意事项知晓率更低,自行停药、减药、换药多见,曾经使用过吸入药物的患者中有81.2%未按时、按量吸入,其中只有22.9%的患者吸入药物后漱口。77.7%的患者不能做到定期检测肺功能或从未行肺功能检查。只有17.3%的患者曾行家庭氧疗,且大多数家庭氧疗均不规范。

吸入治疗是慢阻肺患者的主要药物治疗手段,吸入药物具有起效快、用药量小、局部药物浓度高而全身药物不良反应少等优点,但因基层医院药物配备不齐及患者对吸入药物治疗认识不到位、费用较高、吸入装置使用不正确等原因,导致吸入药物治疗依从性差。表5-7结果显示农村慢阻肺患者吸入药物规范化治疗慢阻肺患者不足30%,曾经有过吸入药物治疗者占43.6%,加强基层医师对慢阻肺规范化治疗尤其重要,白银市已将慢阻肺纳入慢病管理,提供每年3000元的门诊诊治费用,必将提高患者慢阻肺吸入药物的使用率,提高患者治疗依从性。

表5-7 农村慢阻肺患者吸入药物现状

吸入药品	慢阻肺患者人数及占比	
噻托溴铵粉	35	5.4%
沙丁胺醇气雾剂	159	24.3%
沙丁胺醇+噻托溴铵粉	9	1.4%
舒利迭+噻托溴铵粉	1	0.2%
舒利迭+沙丁胺醇气雾剂	8	1.2%
信必可都宝	19	2.9%
信必可都宝+噻托溴铵粉	5	0.8%
信必可都宝+沙丁胺醇气雾剂	3	0.5%
信必可都宝+沙丁胺醇气雾剂+噻托溴铵粉	2	0.3%
信必可都宝+沙丁胺醇气雾剂+舒利迭	12	1.8%
信必可都宝+沙丁胺醇气雾剂+舒利迭+噻托溴铵粉	3	0.5%
舒利迭	29	4.4%

四、基层乡镇卫生院慢阻肺肺康复治疗现状

综合性肺康复作为慢阻肺的非药物疗法之一,是对慢阻肺患者症状和活动能力下降改善的有效干预措施。肺康复被认为是临床治疗的延续,是有效治疗慢阻肺不可缺少的一部分。同时,肺康复不仅是治疗,也是对慢阻肺的积极主动预防。肺康复的目的是减轻症状,维持理想功能状态,使疾病稳定和逆转,提高运动和活动耐力,增强日常生活自理能力,减少住院次数。对654例慢阻肺和慢阻肺疑似患者进行肺康复调查,由表5-8数据可见,白银地区基层医院对慢阻肺的肺康复治疗几乎为空白,仅有约50%病人进行简单的运动锻炼,有0.86%的患者行呼吸操康复,均为二、三级医院曾住院患者。基层医护人员对肺康复知识极度缺乏,基层医院也没有配备肺康复的设备,基层医师肺康复知识培训需要尽快开始,基层康复设备亦亟待解决。

表5-8 慢阻肺肺康复治疗现状

康复措施	肺康复人数	占比(%)
呼吸操	56	0.86
运动锻炼	325	49.7
全身运动操	0	0
器械康复	0	0

第六章　基层社区慢阻肺预防现状

慢阻肺是可预防可控制的疾病，戒烟、减少职业粉尘吸入和减少生物燃料使用、减少室内外空气污染，是预防慢阻肺发生的重要措施，也是减缓病情进展的重要措施。此外，接种流感疫苗、锻炼增强体质提高抵抗力、防止感冒也有助于预防慢阻肺。

我们调查了白银地区7所乡镇卫生院以及下属7所驻村卫生站，对114名医师进行慢阻肺高危因素知晓率调查（见表6-1）。

表6-1　医师对慢阻肺高危因素知晓率

高危风险	知晓医师人数	占比（%）
吸烟（包括二手烟）	109	95.6
粉尘接触	104	91.2
空气污染	104	91.2
患有呼吸道疾病	99	86.8
遗传因素	84	73.7

由表6-1数据可见，基层医师对慢阻肺高危因素不是100%知晓，导致对患者预防措施指导不全面，从而导致病人对慢阻肺预防措施实施不足。

表6-2　慢阻肺或疑似慢阻肺的农村群众的预防措施

预防措施	慢阻肺患者人数	占比（%）
戒烟	366	56.0
减少粉尘吸入	360	55.0
接种流感疫苗防止感冒	210	32.1
锻炼增强体质	325	49.7

吸烟、粉尘吸入是慢阻肺的主要危险因素,戒烟和避免粉尘吸入是预防慢阻肺的关键措施和重要干预手段。吸烟是慢阻肺发生的最主要危险因素,吸烟量越大、吸烟年限越长、开始吸烟年龄越小,慢阻肺发病风险越高。戒烟、避免粉尘吸入是能减缓慢阻肺肺功能下降的干预措施。戒烟、避免粉尘吸入可以预防慢阻肺的发生,减慢慢阻肺患者肺功能下降速度,延缓病情进展,从根本上改变慢阻肺的自然病程,减轻慢阻肺患者症状,减少慢阻肺急性加重住院次数,降低慢阻肺死亡率。接种流感疫苗、预防感冒、锻炼增强体质可以预防慢阻肺急性发作。

由表6-2数据可见,慢阻肺预防措施实施不足。调查的654名白银地区乡镇农村慢阻肺或慢阻肺疑似患者对慢阻肺预防意识不强。戒烟仅占56.0%,接种流感疫苗预防感冒占比为32.1%,减少粉尘吸入占比为55.0%,锻炼增强体质占比为49.7%。

慢阻肺是可以预防和控制的,因此建立规范化防治体系,提高基层医师对慢阻肺防治能力,重视慢阻肺的早期预防工作、控制广泛的宣传和教育工作及有效的社区管理,可增强社区居民防病意识,有效降低慢阻肺的发病率,延缓疾病进展,提高患者的生活质量。

为了提高公众对于慢阻肺的知晓率及认识到此病的重要性,我们需要从以下几个方面进行干预。

1.完善健康宣教材料

(1)患者文化水平不同,接受能力不同,对医学术语的理解能力也有差异,因此,去除宣教资料中的专业术语,用通俗易懂的语言,使患者及家属理解宣教内容。

(2)补充图片、壁报,使宣教资料图文并茂,增加阅读兴趣,促进学习。

(3)根据住院不同阶段制定不同宣教内容。

(4)进行补充内容的全员培训。

2.丰富健康宣教形式

(1)利用接触患者的机会,如输液、巡回病房、康复治疗等,多次宣教,一对一宣教方式更有针对性,更贴近患者实际需求,能达到理想的效果。

(2)病房走廊宣教栏定期更换,便于患者随时学习。

(3)落实宣教效果反馈,患者未掌握知识再宣教,直至知晓。

3.健全绩效考核制度

完善绩效考核制度,组长、组员二级管理,层层尽责,落实健康宣教内容。根据宣教效果落实经济奖励。

三级医院——社区卫生服务机构——家庭保健员／患者共同参与的慢阻肺管理模式通过健康教育、症状管理、运动训练、药物治疗、随访监测等形式对慢阻肺稳定期患者进行综合管理,充分利用各级医疗机构的资源,调动患者自我管理的积极性,有效改善患者生活质量、呼吸困难程度以及急性加重次数,值得广泛推广。

第七章　民众对慢阻肺知晓率及关注程度

为了解白银地区民众对慢阻肺的知晓率以及认知程度,我们设计了调查问卷,对1019名群众进行了调查。结果提示,民众对慢阻肺了解很少,对病因、治疗药物、康复方法也了解很少。调查结果具体如下。

第一节　民众对慢阻肺的知晓率

白银地区农村慢阻肺患者由于经济条件限制,对医疗资源的可及性差,绝大多数患者不能得到早期诊断、及时干预和规范治疗。"慢病不治"成为该地区面临的严峻问题,这不仅增加了患者痛苦和家庭负担,还导致患病率和急性发作次数增高。因此,提高基层农村群众对慢阻肺的认知程度是当务之急。

针对本次白银市三县两区普通人群对慢阻肺的知晓率做的调查问卷涉及:①慢阻肺的病因;②获得慢阻肺知识途径;③正在使用的吸入药物;④慢阻肺的加重次数;⑤加重期症状;⑥多久复查肺功能以及是否进行肺康复锻炼等问题。调查结果如下表所示:

表7-1 白银市基层群众对慢阻肺的知晓率统计表

地区	调查人数	知晓人数	知晓率
会宁县	210	42	20%
景泰县	189	32	17%
靖远县	250	48	19%
白银区	200	42	21%
平川区	170	39	23%
总计	1019	203	20%

通过上表可以看出,白银市普通人群对慢阻肺的知晓率极低,仅为20%。对于慢阻肺的病因,68%的群众知道吸烟可以引起慢阻肺,对于遗传、厨房烟雾、粉尘吸入等可以引起慢阻肺知晓率极低;获得慢阻肺知识途径主要为就诊时医生宣教(89%)和网络途径(11%);慢阻肺的加重次数为:65岁以上的老年人,每年有2~3次加重,50岁以上人群每年有1次加重;加重期症状主要为呼吸困难、痰多黏稠、咳嗽加重;92%的群众半年复查一次肺功能,在家进行肺部康复锻炼的仅占到2.6%。可见,在农村地区慢阻肺还未引起重视,普通群众对慢阻肺的防治意识还很差。

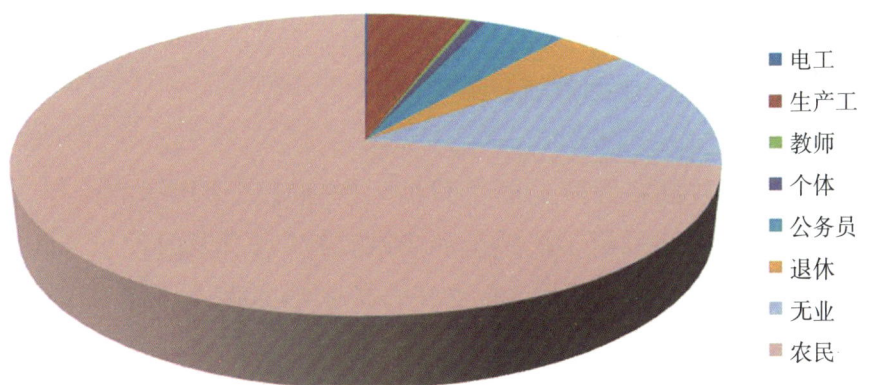

图7-1 调查人群的职业构成

调查结果显示:被调查人员中农民占64%;无业居民次之,占18%;公务员占4%。由于农民教育程度有限,文化水平低,获取知识的渠道有限,导致大部分农民都不知晓慢阻肺这一疾病,对这一疾病也没有基本的认知,所以不能得到早期的干预及治疗,以致农民中慢阻肺的患病率较高。这也和农民的生活习惯有关,农民的保健意识不强,生活条件差,医疗条件有限,对疾病的宣教不容易接受。所以,受教育程度低的人群患慢阻肺的风险高这是不难理解的,受教育程度低的人通常也会处于较低的社会经济地位,即生活和工作在相对较差的环境中,因此遭受更大的风险。另外,由于不了解疾病的发生发展,治疗依从性较差,一旦发病不能很好地配合治疗,导致病情恶化。对于以上因素,我们可以做好家属的思想工作,取得家属的信任,定期召开患者会,相互之间交流沟通,让病人和家属都参与整个疾病治疗和康复的过程,而不是被动地接受,详细给家属介绍慢阻肺的疾病知识,患者常服用的药物及服用方法、副作用等,按时服药,做到不漏服。

第二节 慢阻肺基层规范化管理情况

一、县级医院重治疗、轻预防

绝大多数县级医院的医生只忙于慢性呼吸道疾病的治疗,慢阻肺急性加重期只给予抗感染和平喘治疗,没有及时地给予相应的肺功能检查及评估,更没有支气管扩张剂的吸入治疗。很多病人只有在出现症状之后才开始治疗,许多处于稳定期或缓解期的患者根本没有长期持续的、有计划的、系统的预防干预措施,更谈不上长期有效的健康教育、慢阻肺管理和随访(见表7-2、3)。

表7-2 院外随诊情况

地区	调查人数	检查例数	占比
会宁县医院	519	389	74.95%
景泰县医院	397	394	99.24%

表7-3 院外吸入药物依从性

地区	调查人数	检查例数	占比
会宁县医院	519	147	28.32%
景泰县医院	397	254	63.98%

二、县级医疗机构起到的作用很小

部分基层卫生机构做不了"大"诊断,县级医院资源配备不足,慢阻肺基本防治药物配备不足,"小"的预防和治疗也做的不到位。

为提高县级医疗机构从业人员,尤其是临床医生对慢阻肺的诊断及管理意识,县级医疗机构应对慢阻肺规范化管理采取以下4点措施:①筛查和管理措施,包括正确筛查;②应用肺功能检查确诊;③患者教育;④为患者提供合理的诊疗指导。

1.慢阻肺筛查不完善

慢阻肺全球倡议制订了慢阻肺诊断和管理策略,是指导全球慢阻肺诊疗的权威指南。目前基层群众慢阻肺经调查问卷显示,凡年龄在40岁及以上者,出现咳嗽、咳痰、胸闷气短,需住院患者考虑有慢阻肺临床指征,都进行了肺功能检测,但是对于较年轻患者或者年龄大但上述症状较轻者,没有就医或去医院诊断的意识,所以出现大部分基层慢阻肺患者不能被及时发现并就诊的情况。经对40岁以上有上述症状及吸烟史或粉尘吸入史的人员经过肺功能检查发现,有29%的患者出现FEV_1下降。另有调查显示,对于40岁以上未有明确吸烟史者,在县级卫生机构中结合问卷调查和肺功检测显示有46%的漏诊病例。

2.慢阻肺的诊治不规范

肺功能仪是目前检测气流受限重复性和客观性最好的肺功能检测手段。肺功能检测中峰流速指标虽然敏感性较好,但特异性差,不能独立作为呼气流受限的确诊方法。目前县级医院肺功能检查由经过培训的专业人员完成。肺功能检测要求仪器准确,操作质控合格。操作人员熟练掌握其操作方法及其基本数值的判断,对受试者做出正确的指导及宣教。

慢阻肺疾病管理包括缓解症状、提高活动耐力、改善生活水平、改善健康状态、阻止疾病进展、预防和减少急性慢性阻塞性疾病的发作及致死率。因此,需要护理人员做到以下几点:①基础护理。慢阻肺患者常采取半坐卧位以增加胸腔容量,减少腹腔脏器对心肺的压力,从而增加肺活量。同时需及时更换体位,以防褥疮的发生。②呼吸道护理。呼吸道清理:慢阻肺患者疾病的恢复很大程度上依赖呼吸道分泌物的清理,畅通的呼吸道是患者呼吸功能恢复的必然要求;氧疗:慢阻肺患者的呼吸功能减弱,在慢阻肺急性发作时,自主呼吸常常不能满足患者的需要,因此住院患者常常需要给予氧疗配合治疗,以改善缺氧症状,促进患者恢复。③呼吸功能训练。慢阻肺患者呼吸功能普遍较弱,因此对于慢阻肺患者要加强呼吸功能的锻炼与恢复,如教患者每天坚持做腹式呼吸与缩唇呼吸等肺功能恢复锻炼项目。④心理护理。慢阻肺为一种慢性疾病,病程长、病情反复发作是其重要特点,慢阻肺患者普遍存在抑郁、自卑、孤独、焦虑、紧张、依赖性等性格特征,因此针对慢阻肺患者,护理人员应当首先给予积极的心理关怀。慢阻肺稳定期的治疗可通过教育和管理来提高患者及相关人员对疾病的认识及简单的处理疾病的能力,使患者更好地配合治疗,减少反复急性加重,维持病情相对稳定,提高生活质量。其次,提高人们对慢阻肺的认知度,知晓慢阻肺对人们健康的威胁程度及如何预防慢阻肺的形成。除此之外,应控制职业暴露及环境污染。慢阻肺管理和治疗方法的选择应基于良好的循证医学证据,合理用药、规范化治疗,提高人们早诊断、早治疗的意识。

针对慢阻肺基层规范化管理给出以下建议:

(1)慢阻肺以持续存在的气流受限为特征,常合并多种疾病,患者可长期出现咳嗽、咳痰、呼吸困难等症状,影响其日常生活及活动能力,导致生活质量下降。CAT评分涵盖了慢阻肺患者症状、活动能力、睡眠、心理和社会影响等方面的问题,是简洁、通俗易懂的自我管理工具。CAT评分分数越高则生活质量越差、疾病越严重。在一段时间治疗后可以应用CAT评分评价治疗效果。

(2)医护人员通过健康教育与药物管理的结合,可使患者更准确地掌握吸入装置的使用方法,提高用药依从性,从而提高吸入剂治疗的疗效。

(3)呼吸困难是慢阻肺患者主要的症状之一,长期的呼吸困难是引起慢阻肺患者生活质量下降和运动能力受限的核心因素。慢阻肺管理对患者进行系统地健康教育、药物及运动等干预使患者呼吸困难程度得以改善。通过环状管理的系统教育,帮助患者可更全面地认识到药物治疗的作用,提高药物治疗的疗效与依从性。

市级医院—县级医院—社区卫生服务机构—家庭保健员/患者共同参与的慢阻肺管理模式,通过健康教育、症状管理、运动训练、药物治疗、随访监测等形式对慢阻肺稳定期患者进行综合管理,充分利用各级医疗机构的资源,调动患者自我管理的积极性,有效改善患者生活质量、呼吸困难程度以及急性加重次数,值得广泛推广。

第三节 普通人群慢阻肺健康教育现状

通过对普通人群的问卷调查,结果显示有32%的群众了解这种疾病的原因;至于预防措施,很多人认为戒烟可以预防,但对于其他预防方式,例如接种流感疫苗、减少粉尘吸入知之甚少,更不了解慢阻肺对于身体健康的危害性。据调查,一些基层群众接受过相关方面的健康教育,主要为就诊时医生宣教的方式,但他们掌握的情况不佳,对此我们做了对基层人民不同健康教育方式接受程度的调查,详见下表。

表7-4 白银市三县两区健康教育接受度调查表

健康教育方式	接受人数	掌握人数	掌握率
健康讲座	200	120	60%
上网	200	20	10%
健康教育手册	200	70	35%
医护人员宣教	200	86	43%

经对同样人数进行4种不同的健康教育手段显示,对于医护人员现场宣教接受程度较高,是由于我们所处西北地区,大部分基层农村群众受教育程度较低,甚至于很多40岁以上人群未接受过教育,导致大部分群众理解能力较差,识字能力有限,不会利用手机上网等情况,所以只有医护人员进行面对面的现场宣教,群众才能接受更多的健康知识。

针对以上情况,对于农村群众或大部分老年人,采取医护人员深入基层开展宣教活动,同时经常性地举办健康讲座,让更多的人了解慢阻肺,知道如何预防慢阻肺,如何使慢阻肺维持在稳定期从而减少急性发作,减少住院率,降低慢阻肺的致死率。

综上所述,健康教育至关重要,既要做到本章第一节所述内容,还应做到以下几点:

一、病因教育

导致慢阻肺发病的首要原因就是吸烟。吸烟会损伤呼吸系统的气管和支气管,减少呼吸道的自净功能,降低气道的抵抗力,从而诱发慢阻肺。因此,要预防慢阻肺,有抽烟习惯的人一定要戒烟。其次,空气的污染、上呼吸道感染也是诱发本病的主要因素。

二、常见临床症状教育

典型的症状是反复的咳嗽,尤其是到了天冷的季节和换季的时候,反复的咳嗽、咳痰。一般人咳的是白色的泡沫样痰,也有病人反复咳黄色黏痰。

三、预防措施

1. 戒烟

预防慢阻肺最重要的就是不吸烟,或者是戒烟,包括主动吸烟和被动吸烟。

2. 避免生物燃料、避免空气污染

要避免生物燃料及空气污染,包括煮菜的时候要用抽油烟机吸除油烟。

3. 增强自身抵抗力

要增强自身的抵抗力,适当锻炼身体,保证机体免疫功能的正常。

4. 避免反复感染

要避免反复的感染,尤其是对一些40岁以上出现支气管炎的人,要及时处理,避免反复咳嗽、咳痰症状的发生。

第八章　医务工作者对慢阻肺的关注程度

第一节　慢阻肺相关知识技能掌握情况

慢阻肺是我国三大高发疾病之一,每个医院都存在对慢阻肺的管理,如围手术期慢阻肺的管理、糖尿病合并慢阻肺的管理等。因此,对其他非呼吸专科医务人员或其他医务人员对于慢阻肺的知晓情况的调查尤为重要。如果医务人员遇到合并有慢阻肺的其他疾病的治疗,忽视对慢阻肺管理治疗,会对患者造成不同程度的影响,如住院天数增加、预后不佳等。掌握各级医务人员对慢阻肺的知晓情况,更好地诊治患者,减少误诊率。为此,我们对基层医务工作者对慢阻肺相关知识技能的知晓情况进行了调查,以此更好地指导白银市县级医院未来工作。

一、医务工作者对慢阻肺相关知识的掌握情况

本次研究了解到基层医务工作者对慢阻肺诊断、治疗、预防等知识的认识。关于疾病客观题每题均赋值为1分,回答正确得1分,回答错误不得分,将得分分别累加,得到疾病相关知识总得分,二级医院合格人数远高于三级医院合格人数。

表 8-1 医务工作者对慢阻肺相关认知评分统计表

医院级别	是否合格		总计
	否	是	
二级医院	1192	224	1416
三级医院	625	127	752
总计	1817	351	2168

建议及措施:虽然三级医院医疗水平、技术、设备高于二级医院,但三级医院对于慢阻肺知识的普及不及二级医院,三级医院应加强对全院医务人员的培训,普及基本的慢阻肺知识,还可以利用全国开展的针对基层医生的慢性呼吸系统疾病规范诊疗项目,加强对于基层医生线上线下授课、专家查房、疑难病例会诊,提高基层医务人员对于慢阻肺知识的普及。

二、市、县级医院医生的构成

基层医疗卫生机构承担着居民基本公共卫生服务和基本医疗服务的重要使命。基层医务工作者是慢病防治的主要力量,基层医务工作者对于慢病的关注及防治能力的提升是基层慢病防治的关键。为合理配置基层医疗资源、促进基层医疗卫生服务均等化,国家卫生部门提出了建立基层首诊、双向转诊、急慢分治、上下联动的分级诊疗模式,建立符合中国国情的分级诊疗制度。基层全科医生的疾病相关知识水平和实际诊治能力直接影响到医疗服务的质量和疾病的防控效果。本研究通过对基层医务工作者问卷调查,探索基层医务工作者对慢阻肺知识的掌握情况,为基层医务工作者慢阻肺诊疗与防治能力的提升提供依据。

本次调查采用调查问卷,采用不记名分层整体抽样的方法,抽取了 2209 名基层在岗医务工作者(三级医院 737 名、二级医院 1292 名、其他等级医院医务人员 180 名),了解基层医务人员对慢阻肺诊断掌握情况与慢阻肺用药治疗情况、对慢阻肺的预防措施、创新治疗手段及肺康复等相关问题。

本次调查以白银市各县区为调查现场,采用微信问卷调查的形式,随机不记名抽样收集数据。按研究对象所在的地区划分所属白银市的三县两区(白银区、平川区、景泰县、会宁县、靖远县),白银地区的医院按等级(三级乙等、二级甲等、其他)设置问卷选项,随机抽取医院不同岗位的医务人员(医生、护士、其他),共2209名医务工作者参与调查。景泰县、会宁县、平川区、靖远县、白银区分别有431人、783人、278人、243人、474人。

调查的医务工作者中,三级医院以本科学历为主,占55.3%;二级医院以专科学历为主,占55.6%(见表8-2);三级医院医务工作者工作年限≥20年的人数多于二级医院,分别为29.9%、13%;三级医院及二级医院专业职称均以初级为主,分别占61.7%、73.0%(见表8-3);三级医院呼吸专科医务工作者所占比例高于二级医院,分别为1.6%、1.2%。二、三级医院医务工作者中护理人员的比例高于医生的比例,分别57.43%、29.98%(见表8-4)。三级医院(白银区、平川区)医务工作者工作年限≥20年的人数多于二级医院(景泰县、靖远县、会宁县),医务工作者工作年限≥20年的人数分别为29.9%、13%(见表8-5)。

表8-2 二、三级医院医生初始学历构成及占比

学历	二级医院	三级医院	合计
专科	787(55.6%)	327(43.5%)	1114(51.4%)
本科	628(44.4%)	416(55.3%)	1044(48.2%)
研究生	1(0.1%)	9(1.2%)	10(0.5%)

表8-3 基层医院医生职称构成及占比

职称类别	二级医院	三级医院	合计
初级职称	1034(73.05%)	464(61.7%)	1498
中级职称	312(22.0%)	214(28.5%)	526
副高职称	68(4.8%)	64(8.5)	132
高级职称	2(0.1)	10(1.3%)	12

表8-4　二、三级医院医护人员构成及占比

分类	二级医院	三级医院	合计
医疗	434(30.6%)	216(28.7%)	650(29.98%)
护理	770(54.4%)	475(63.2%)	1245(57.43%)
其他	212(15.0%)	61(8.1%)	273(12.59%)

表8-5　二、三级医院医护人员工龄构成及占比

工作年限	二级医院	三级医院	合计
0~5年内	712(50.3%)	288(38.3%)	1000(46.13%)
6~10年	306(21.6%)	134(17.8%)	440(20.30%)
11~15年	146(10.3%)	40(5.3%)	186(8.58%)
16~20年	68(4.8%)	65(8.6%)	133(6.13%)
20年以上	184(13.0%)	225(29.9%)	409(18.87%)

三、建议及措施

县级医疗机构医务工作者的文化程度、职称等普遍偏低,尤其是二级以下医院,需要加强基层医务人员人才队伍建设。此前也有研究发现,我国基层机构职工的文化程度主要集中在中专和大专,而本科以上很少。基层中高级职称人才缺乏,初级职称相对过剩,超过一半的员工为初级职称。本次调查发现,不同级别医院医务工作者在文化程度、职称构成上均有显著差别。56.6%的三级医院医务工作者为本科及以上学历,而二级医院医务工作者本科以下占64.5%,推断其中大多数很少接受规范性的继续教育培训。三级医院医务工作者工作年限在5年以内的占38.3%,二级医院医务人员工作年限在5年以内的占50.3%,呈现出医疗机构级别越低,医务工作者的文化程度、职称越低的趋势。基层医务工作者的工作年限长,但学历、职称较低。

因此,急需加强基层医务工作者人才队伍建设,合理配备城乡基层医院的人力资源;健全基层医疗卫生人才培训制度;完善有关

政策,大力吸引高等医学院校毕业生和优秀医疗卫生人才下基层到村卫生室工作。健全人才激励和约束机制,创新人才管理和使用政策,建立充满生机和活力的用人制度,建立数量适宜、质量较高、结构合理、适应基本医疗卫生制度需要的基层卫生队伍,逐步提高基层医疗卫生服务能力。

四、肺量计检查率及合格率

GOLD指南明确指出,对于40岁以上人群,如有吸烟等高危因素存在,患者有慢性咳嗽、咯痰或呼吸困难症状,均应建议患者行肺功能检查排查慢阻肺。本调查对象均为住院治疗的急性发作期慢阻肺患者,但调查发现在1413例慢阻肺中,只有47.7%的患者曾经进行过肺功能检测,三级医院肺功能检测率为66.2%,二级医院肺功能检测率仅23.8%,在行肺功能检测的674人中,不符合慢阻肺诊断标准的有123人,其中三级医院67人、二级医院56人,肺功能不合格率分别占12.7%和38.1%(见表8-6)。

表8-6 肺量计检查情况

分类	肺功能			$FEV_1/FVC < 70\%$		
	有	无	检查率	符合	不符合	合格率
三级医院	527	269	66.2%	460	67	87.3%
二级医院	147	460	23.8%	91	56	61.9%
总计	674	739	47.7%	551	123	81.7%

造成本地区肺功能检查率低的原因分析如下:部分医院2018年以前尚未配备肺功能仪,缺乏肺功能检查专业技术人员,诊断慢阻肺主要依靠病史及临床症状,导致肺功能检查率低下;部分医生对肺功能检查的认知水平低,且缺乏技术操作的专门培训和应用指导,导致慢阻肺的漏诊率高。

五、市、县级医院非呼吸专业医生知晓率对比

二、三级医院非呼吸专业医生对于慢阻肺的知晓情况：二、三级医院内科医生为6.1%、5.7%；二、三级医院外科医生为4.1%、6.1%（见表8-7）。调查结果所示，二、三级医院非呼吸专业的内外科医生对于慢阻肺的知晓率普遍较低。二、三级医院承担着大量基本公共卫生工作，由于二、三级医院医生知识的欠缺、人力不足等原因，造成二、三级医院医生对于慢阻肺的普及率低，对于慢阻肺重视度不够，医学是一个综合专业，要求医院各专业医生要掌握基本的相关专业知识，以此更加高效诊断、治疗相关疾病合并慢阻肺，提高慢阻肺诊治率。

表8-7 二、三级医院非呼吸专业内、外科医生知晓率对比

类别	二级医院	三级医院	合计
内科	86(6.1%)	43(5.7%)	129(19.85%)
外科	58(4.1%)	46(6.1%)	104(16.0%)

医院护理人员是医院的重要组成部分，在此次调查中二、三级医院呼吸专业护理人员明显比二、三级医院非呼吸专业护理人员对慢阻肺的知晓率高，需要加强对于护理人员的培训，在护理部领导下建立人力资源库，将有经验的护理人员集中起来培训，并根据自己的意愿和自己的发展需求在相对时间内轮转于相近科室，总结经验，提升自己，更好地为患者提供优质护理服务。

表8-8 二、三级医院非呼吸专业与呼吸专业护理人员知晓人数对比

类别	二级医院	三级医院	总计
呼吸专业	260	320	580
非呼吸专业	110	155	265

医院需建立慢阻肺完善规范的管理流程，对于刚入院的患者及家属进行健康教育，宣教慢阻肺相关知识，尤其在高发季节，可以利用义诊的形式向更多的普通人群宣传。护理人员也要熟悉和掌握心理学知识，可根据患者的病情，与患者交流沟通，并借此机

会进行心理疏导。

六、医院对于慢阻肺肺康复项目开展情况

调查了不同医院对于慢阻肺肺康复项目创新的情况,其中各级医院的创新意识缺乏,三级医院开展创新项目的占46.81%、二级医院开展创新项目的占34.06%,基层医院需要加强肺康复相关的新技术新业务的开展。氧气是人体的必需品,基层医生对于吸氧的想法是一致的,吸氧只是人体的必需品,而非治疗手段,亟须加强对于各级医院对于治疗慢阻肺知识的培训,加强其对于慢阻肺的认识,转变其观念,传播新知识、新思维。二级医院对于患者呼吸操(肺康复)的创新低于三级医院,分别为6.04%、14.10%,需加强对于二级医院肺康复知识技能的培训。

建议及措施:

1. 建立标准化的慢阻肺康复流程

选择患者→初期评价→患者教育和运动、心理、营养综合康复方案的实施→再评估→制定家庭或社区、门诊康复方案→定期随访。

2. 因地制宜,普及徒手康复方法

推荐几种医院、社区、家庭均能实施的肺康复方法,可以有效改善患者的呼吸功能。例如:咳嗽训练、呼吸训练、气道廓清技术等训练方法。

表8-9 医院对于慢阻肺肺康复项目开展情况统计表

开展项目	三级医院	二级医院
呼吸操(肺康复)	106(14.10%)	86(6.04%)
氧疗	66(8.78%)	127(8.92%)
预防感冒	20(2.66%)	60(4.21%)
改变原有生活方式(食疗、戒烟、改变生活习惯)	66(8.78%)	101(7.02%)
中医康复(穴位贴敷、射频电疗)	22(2.93%)	127(8.92%)
没有创新	352(46.81%)	484(34.06%)
其他	120(15.96%)	439(30.83%)

七、对于二、三级医疗人员慢阻肺相关知识教育建议

三级医院医务人员对于"改变原有生活方式(食疗、戒烟)"高于二级医院,分别为8.78%、7.02%。吸烟和二手烟暴露是导致呼吸系统慢性病的重要危险因素,在2017版的GOLD指南中强调了吸烟是导致慢阻肺发生、发展的独立危险因素,戒烟干预是降低吸烟对健康危害的有效手段,可有效避免二手烟暴露。吸烟不是一种行为习惯而是一种慢性疾病,尤其医疗机构工作者应扎实开展自身的戒烟工作。

建议及措施:

创建戒烟门诊:配备1名主治或以上呼吸专业医师和高年资护师专门负责戒烟门诊工作;并配备电话、血压计、体重计、听诊器等设施。

临床医生要对医疗机构工作者中存在的烟民首诊询问吸烟史并进行简短劝诫,对烟民中的烟草依赖患者加以识别,并进行诊断和治疗。研究证明可有效提高长期戒烟率的方法包括:戒烟劝诫、戒烟热线与药物治疗等。基层医疗工作人员积极开展呼吸疾病的防治,开展健康促进,培养健康行为,在健康教育及公众宣传方面加强对慢阻肺疾病的防治宣传,提高公众的知晓率,减少慢阻肺诱因的发生,如开展戒烟、减少污染空气的暴露、避免感染等。

加强对于全院医生对于慢阻肺的培训重视程度,基层医务人员承担着大量基层医疗和基本公共卫生工作,由于基层医师专业知识缺乏、人力不足等原因,没有很好地开展慢阻肺的管理工作,使患者住院次数及频率增多,增加了患者住院次数及浪费了有限的卫生资源,加重了患者的经济负担,加强患者慢阻肺的管理,如果病情允许,可以增加患者院外药物尤其是吸入剂的治疗,加强健康教育及肺康复工作的开展。

加强各级医疗机构的交流合作,尤其是等级高的医院,起到桥

梁枢纽的作用,共同推进区域内基层慢阻肺防治工作。加强基层医疗机构与上级医疗机构的交流合作,利用技术培训、双向转诊,建立与基层医院之间的联系,加强对基层医院慢阻肺最新知识的普及。需要借助远程网络进行节约资源、节约时间的培训,利用微信等媒介宣传共享慢阻肺的最新知识,设置线上线下的培训,加强对慢阻肺知识的宣传,提高基层医务人员及大众对慢阻肺的防治认知。由于我国基层人才队伍建设相对落后,基层医疗机构社会认同度低、基层医生职业发展路径受限,缺乏有效的激励机制和科学的绩效考评机制,岗位薪酬待遇不理想,缺乏机制制度和配套政策保障等,基层医疗机构无法吸引到优秀卫生人才,或直接导致基层机构人才的流失,形成恶性循环,导致基层医疗水平偏低。由此,基层医务人员队伍是影响基层医务人员对慢阻肺知晓的重要因素。目前基层卫生人力资源的现状在短时间内难以实现根本性的变化,应进一步强化继续教育对提升基层专科技术人才能力素质的主要渠道作用。

加强对医师自我管理,尤其是呼吸专科医生。加强医师培训及规范管理,加强基层医务人员慢阻肺相关知识培训,提高慢阻肺认知及管理,要充分利用全科医师转岗培训,定期对其培训,增长基层医师知识技能。根据基层医师的职称、工作年限、学历、兴趣等相关特性,利用微信等媒介,创办兴趣群、兴趣班,探讨有关慢阻肺创新的方法并加强交流,以便运用于临床实践。加强对于创新人才的管理及奖励,提高基层医务人员对于康复创新的积极性,加强对创新人才的奖励。

综上所述,政府要完善对于慢阻肺的医疗保障政策,将慢阻肺等慢性疾病纳入门诊慢病管理,合理确定补偿范围和比例。将门诊诊疗常规和目录内用药等纳入医保统筹基金支付范围,探索利用医疗保险"个人账户"经费购买基层医疗卫生以及家庭医生预防保健和健康管理。在基本医保用药目录中增加慢性呼吸疾病的常用治疗药物,做好基层医疗卫生机构和医院医保用药目录的衔接,保障呼吸疾病患者合理用药。将慢阻肺纳入国家基本公共卫生项目，推动将慢阻肺纳入国家基层公共卫生服务项目，明确服务规范和绩效考核要求，提高基层慢阻肺的早诊早治率，降低慢阻肺的致残率、死亡率及疾病负担。加强慢阻肺呼吸疾病防控经费投入，建立政府主导、社会力量支持的综合防控工作经费保障机制，发挥公共财产主体作用，根据经济社会发展水平和呼吸疾病流行程度，增加公共财政投入，逐步扩大服务范围，提高服务标准，加大对西部贫困地区以及农村的慢性呼吸疾病防控工作支持力度，完善投入方式，评估投入效果，提高资金效益。鼓励社会各界投入，引导国际组织、企事业单位和个人积极参与，为防控慢性呼吸疾病提供公益性支持。

第二节　二、三级医院医生培训内容和形式

一、基层医院医生获取专业知识的途径分析

通过调查问卷，了解市级医院以及县级医院呼吸专业相关的医务人员平时获取呼吸系统疾病专业知识的途径。调查总人数为124人，其中市级医院63人、县级医院61人。分析发现，呼吸专科医生平时的学习途径主要为网络、专业的书籍以及专业的学术会议，具体如表8-10所示。

表8-10　医生获取慢阻肺相关知识的形式统计表

医院级别	呼吸专科组织的培训	网络学习	专业的学术会议	专业书籍
市级医院人数	23	69	23	85
县级医院人数	36	56	35	56

建议：三级医院应加强对呼吸专业医务人员的培训，普及基本的慢阻肺防治知识，还可以利用全国开展的针对基层医生的慢性呼吸系统疾病规范诊疗项目，加强对于基层医生线上线下授课、专家查房、疑难病例远程会诊，提高基层医务人员对于慢阻肺知识技能的掌握程度。

二、三级医院组织培训涉及的内容

通过调查问卷得知，三级医院每年会定期对下级医院的呼吸专科医生（包括全科医生）组织培训，培训内容涉及肺功能检查、血气分析仪使用、药物雾化吸入方案、家庭肺康复训练等，具体见下表。培训形式多为面对面授课，有少部分为远程视频教学。

表8-11　慢阻肺相关知识培训内容统计表

医院级别	肺功能检测	血气分析	支气管扩张剂吸入的方式方法	家庭简易肺康复训练
市级医院人数	36	29	36	32
县级医院人数	13	11	16	5

建议：三级医院应加强对各级医院医务人员的培训，普及基本的慢阻肺筛查知识，还可以利用全国开展的针对基层医生的慢性呼吸系统疾病规范诊疗项目，加强对于基层医生线上线下授课、专家查房、疑难病例会诊，提高基层医务人员对于慢阻肺知识的掌握程度和对技能的熟练程度。

三、对于呼吸专业医务人员培训建议

基层医务人员基础知识薄弱,尽管是呼吸专科医务人员,但对慢阻肺知识与技能欠缺,亟须加强基层医务人员慢阻肺知识与教育技能培训,提升基层医生慢阻肺规范化防治能力。因其对肺功能检查的重要性缺乏了解、使用率低,对肺功能检查常用判读指标的知晓率低;接受过相关继续教育的医师仅占10.39%。推动基层呼吸系统疾病防治体系和能力建设,利用社会各界资源,采取人员培训、技能指导、设备支援等方式,提升基层医务人员对慢阻肺的防治能力,相对等级高的医院要发挥"传帮带"的作用,推动区域协调发展,利用网络媒介,对本区域内呼吸专业医务人员定期开展有关慢阻肺知识讲座,并且根据讲座内容设置相关题目,利用电子媒介进行效果评价,以便了解受训人员对于慢阻肺的掌握程度,为下一次讲座做铺垫,还可以鼓励呼吸专科医务人员踊跃报名主持相关知识培训,前往发达城市、等级较高的医院"取经"。

四、对于非呼吸专业医务人员培训建议

加强非呼吸专业医务人员与呼吸专业医务人员的交流沟通,掌握最基本的关于慢阻肺预防和康复知识,在遇到自己专业疾病合并慢阻肺疾病时,减轻患者的痛苦,更好地制定疾病康复计划。熟悉掌握诊断慢阻肺的金标准即肺功能检查。早期筛查慢阻肺至关重要,基层医务工作者,尤其二、三级医院更应该做好宣传,扮演言传身教的作用。

第九章 建议基层卫生院采用的标准化治疗方案

第一节 建议及措施

针对白银市基层卫生院慢阻肺诊治现状,提出以下建议及措施:

吸烟和二手烟暴露是导致呼吸系统慢性病的重要危险因素,在2017版的GOLD指南中强调了吸烟是导致慢阻肺发生、发展的独立危险因素。降低吸烟对健康危害的唯一手段就是戒烟或避免二手烟暴露。吸烟成瘾是戒烟的主要障碍,它不是一种行为习惯而是一种慢性疾病,二级以上医疗机构应该将戒烟门诊工作扎实开展。

创建戒烟门诊:根据《戒烟门诊标准(试行)》,配备1名主治或以上呼吸专业医师和高年资护师专门负责戒烟门诊工作;并配备电话、血压计、体重计、听诊器等设施。

明确烟草依赖诊断标准:在过去1年内体验过或表现出下列6项中的至少3项:①强烈渴求吸烟;②难以控制吸烟行为;③当停止吸烟或减少吸烟量后有时会出现戒断症状;④出现烟草耐受表现,即需要增加吸烟量才能获得过去吸较少烟量即可获得的吸烟感受;⑤为吸烟而放弃或减少其他活动及喜好;⑥不顾吸烟的危害而坚持吸烟。

临床医生要对所有烟民首诊询问吸烟史并进行简短劝诫,对烟民中的烟草依赖患者加以识别,并进行诊断和治疗。研究证明,可有效提高长期戒烟率的方法包括戒烟劝诫、戒烟热线与药物治疗等。形成全员动员、全院共同参与戒烟危害宣传,同时主动劝诫烟民戒烟,形成院内转诊制度,制定转诊流程。

吸烟患者戒烟服务转诊服务流程如下图所示:

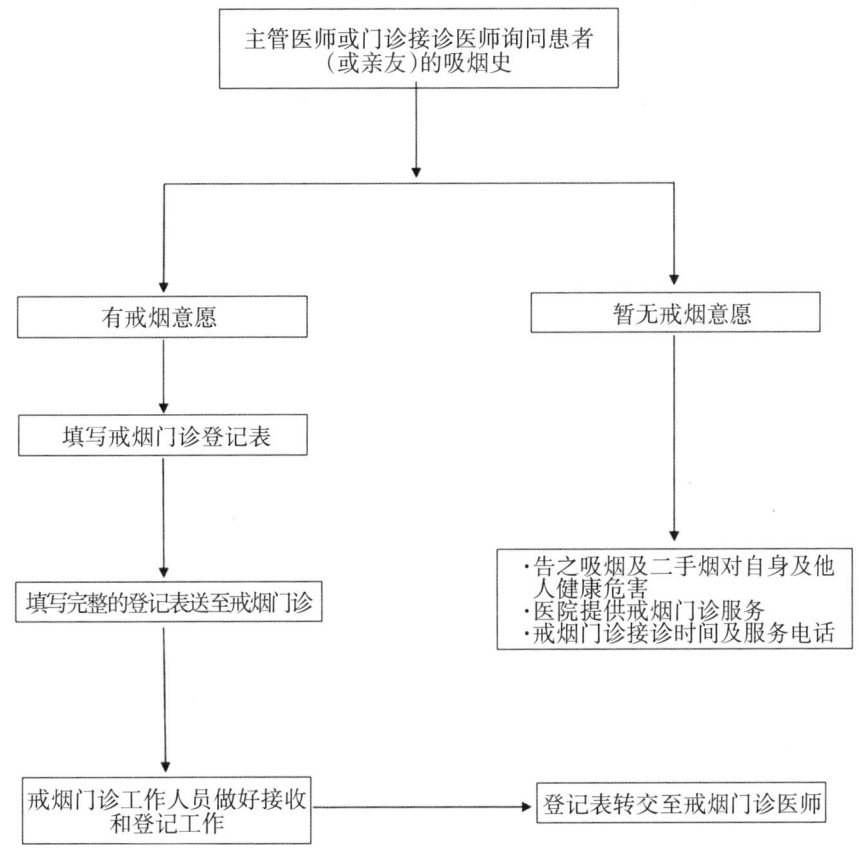

戒烟门诊登记表

- 多谢莅临本戒烟门诊,本门诊致力于帮您戒掉吸烟习惯。
- 请您填写这份问卷以便了解您现在的吸烟状况。
- 所有个人资料绝对保密,只用做记录、评估及随访用途。
- 请您回答所有问题,如回答有困难,请咨询本门诊医护人员,我们会帮您填妥登记表。
- 请在正确答案方格内加上√。

第一部分　个人资料

A1）性别
　　1.□男　　2.□女

A2）年龄：_____周岁

A3）教育程度
　　1.□没上过学　2.□小学　3.□初中
　　4.□高中/中专　5.□大专　6.□大学本科或以上

A4）职业
　　1.□工人　　2.□农民　　3.□军人　　4.□公务员
　　5.□商业、服务业人员　　6.□专业技术人员
　　7.□教师　8.□医务人员　9.□学生
　　10.□企业管理人员　　11.□离退休人员　12.□无业

A5）您现在的身体健康情况如何？
　　1.□非常好　2.□好　3.□一般　4.□差　5.□很差

第二部分　吸烟情况

请选择最接近您本人情况的答案：

B1）在过去30天内,您平均每天吸多少支烟？
　　1.□每天吸_____支烟
　　2.□偶尔吸,不是每天吸
　　3.□没有吸过_____（终止填写）

B2）您吸烟多久了？_____年(如果不到1年,那么吸烟_____个月)

B3）您通常在什么情况下吸烟？(可多选)
　　1.□在家时　　　　2.□工作时
　　3.□休闲时　　　　4.□沉闷或消磨时间时
　　5.□希望集中精力时　6.□感到紧张时
　　7.□孤独　　　　　8.□和其他吸烟的人一起时
　　9.□饭后　　　　　10.□饮酒时
　　11.□其他,请说明

以下是关于您现阶段吸烟习惯的问题,请回答:

B4a) 您起床后多久吸第一支烟?
    1.□5分钟内   2.□6至30分钟内   3.□31至60分钟内   4.□60分钟后

B4b) 在不准吸烟的区域内(例如商场的非吸烟区、公交车或电梯内),您觉得忍住不吸烟会很难吗?
    1.□会   2.□不会

B4c) 您觉得哪一支烟最难放弃?
    1.□早上第一支   2.□其他

B4d) 在起床后的几个小时内您吸烟次数会比在其他时间内的次数多吗?
    1.□会   2.□不会

B4e) 当您因为生病需要大部分时间卧床时,您会吸烟吗?
    1.□会   2.□不会

B4f) 您每天吸多少支烟?
    1.□31支或更多   2.□21~30支
    3.□11~20支   4.□10支或以下

```
医生填写:
a. 3, 2, 1, 0
b. 1, 0
c. 1, 0    d. 1, 0
e. 1, 0    f. 3, 2, 1, 0
总分: _____
```

B5) 您尝试过戒烟吗?
    1.□没试过   2.□尝试过(请回答B6的问题)

B6) 您复吸的原因?(可多选)
    1.□烟瘾发作难以克服   2.□身边其他吸烟者的影响
    3.□没有信心   4.□工作压力
    5.□紧张、焦虑、心情郁闷   6.□体重上升
    7.□其他,请说明

B7) 您现在想不想戒烟?
    1.□不想   2.□想(请回答B8和B9的问题)

B8) 您想什么时候开始戒烟?(只选一项)
    1.□我已经开始戒烟   2.□我会今天开始戒烟
    3.□我会在7天内开始戒烟   4.□我会在30天内开始戒烟
    5.□我会在6个月内开始戒烟   6.□我会在6个月后开始戒烟
    7.□未决定何时戒烟

B9) 您这次决定戒烟的原因是?(可选多项)
    1.□知道吸烟危害健康,想过健康生活   2.□健康状况在逐步下降
    3.□知道有人因为吸烟而患病   4.□家人要我戒烟
    5.□身边的人极其讨厌我吸烟   6.□自己有能力戒烟
    7.□避免在禁烟场所引起麻烦   8.□参加运动项目

9. □避免和家人有磨擦　　10. □避免在学校/工作场所引起麻烦
11. □改善仪容、消除烟味　　12. □想增加食欲/增肥
13. □其他：_____

B10）如果戒烟,您觉得戒烟有多困难?(0表示难度最小,10表示难度最大)

困难程度	0	1	2	3	4	5	6	7	8	9	10

第三部分　既往使用的戒烟产品

C1）您是否使用过戒烟产品来帮助您戒烟?
　　1. □没有　　2. □有(请回答方格内的问题)
C2）您使用过哪种戒烟产品?(可多选)
　　1. □尼古丁口香糖
　　2. □尼古丁贴片
　　3. □盐酸安非他酮(悦亭)
　　4. □酒石酸伐尼克兰(畅沛)
　　5. □中草药/中医针灸
　　6. □电子烟
　　7. □其他

第四部分　其他资料

D1）您是从哪里知道我们提供戒烟服务的?(可多选)
　　1. □本院的医生/护士
　　2. □宣传资料
　　3. □报纸或传媒
　　4. □亲友、同事
　　5. □其他来源,请注明

以下部分由医生填写

E1）用药情况
　　1. □未使用药物
　　2. □盐酸安非他酮_____盒
　　3. □酒石酸伐尼克兰_____盒
　　4. □可乐定_____盒
　　5. □其他_____(药物名称)_____盒
E2）戒烟者当前体重_____(kg)
E3）CO测量值_____(或_____色)

若您想戒烟,请确定您的戒烟日期:_____年____月____日

为了帮助您更有效地戒烟,我们将会打电话给您询问相关情况,请提供您的电话以便联络。

家庭电话号码或手机号码:_____

医师签名_____

及时对戒烟工作进行评价,持续改进。

例:

2015~2019年白银市第一人民医院戒烟门诊统计结果表

成功人数	失败人数	失访人数	随访干预戒烟成功人数	药物干预成功人数	戒烟减量成功人数		健康宣传干预人数	义诊干预人数	发放资料干预人数
					<20支	<10支			
本院职工86人	200人	240人	231人	285人	220人	320人	医院职工2430人	1150人	2500人
	戒断复吸130人								
患者760人							患者及家属8万人		
总计									
846人	330人	240人	231人	285人	220人	320人	82430人	1150人	2500人
转诊戒烟:810人(院内转诊)									
门诊戒烟:606人									
健康宣传形式:门诊就诊区公益讲座(2周/次)、走访各科室发放宣传资料、义诊活动宣传(共200场次)、制作宣传海报、健康教育讲座:教学总时长(9600小时、240次)、组织培训医护人员2430人次。参与项目/课题研究:1人次(刘丽君主任)									
戒烟随诊:与患者协商,戒烟后一周、一个月、三个月、半年随访。形式:电话随访、面对面随访。									
随诊内容:戒烟后心里、生理、情绪等变化。通过说教方式进行督导戒烟,增加信心。药物戒烟者,生理变化严重时应及时就医。									

第二节 规范慢阻肺诊疗流程

一、白银市慢阻肺诊疗、管理流程

见下图。

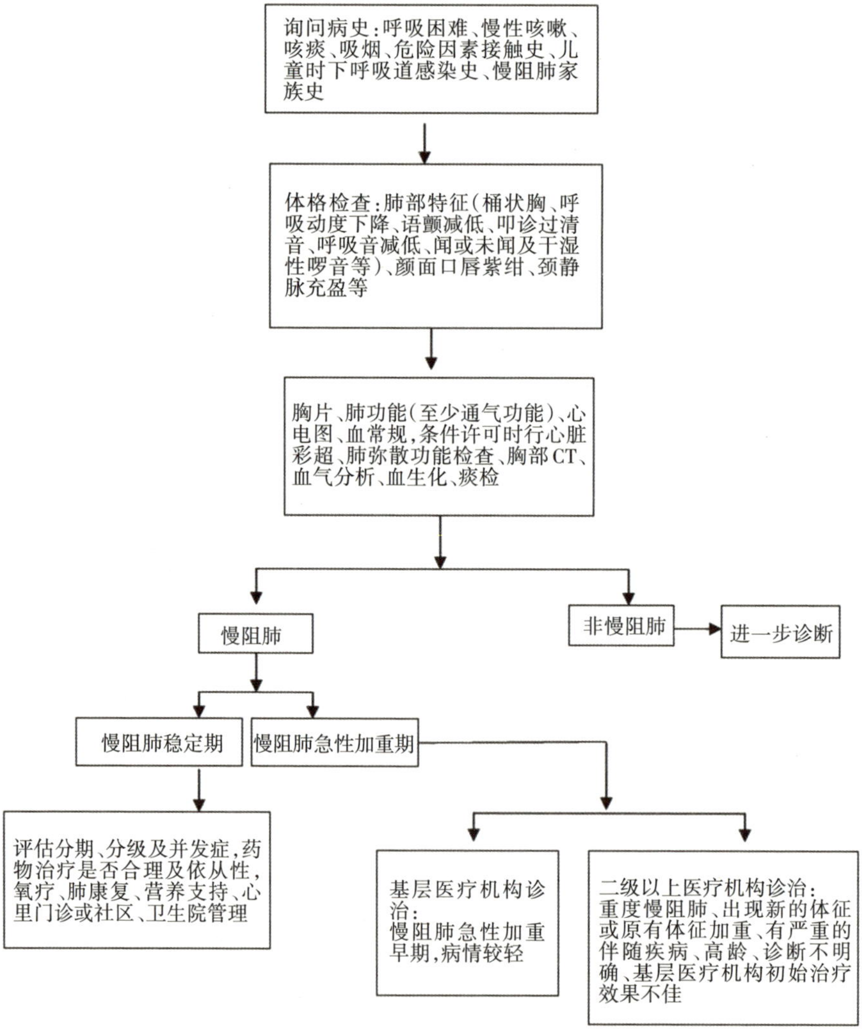

```
┌─────────────────────────────┐
│ 询问病史:呼吸困难、慢性咳嗽、 │
│ 咳痰、吸烟、危险因素接触史、  │
│ 儿童时下呼吸道感染史、慢阻肺  │
│ 家族史                       │
└──────────────┬──────────────┘
               ↓
┌─────────────────────────────┐
│ 体格检查:肺部特征(桶状胸、呼 │
│ 吸动度下降、语颤减低、叩诊过清│
│ 音、呼吸音减低、闻或未闻及干湿│
│ 性啰音等)、颜面口唇紫绀、颈静│
│ 脉充盈等                     │
└──────────────┬──────────────┘
               ↓
┌─────────────────────────────┐
│ 胸片、肺功能(至少通气功能)、 │
│ 心电图、血常规,条件许可时行心 │
│ 脏彩超、肺弥散功能检查、胸部CT│
│ 血气分析、血生化、痰检        │
└──────────────┬──────────────┘
        ┌──────┴──────┐
        ↓             ↓
     ┌──────┐    ┌────────┐   ┌──────────┐
     │慢阻肺│    │非慢阻肺│ → │进一步诊断│
     └──┬───┘    └────────┘   └──────────┘
    ┌───┴────────┐
    ↓            ↓
┌────────┐ ┌──────────────┐
│慢阻肺  │ │慢阻肺急性    │
│稳定期  │ │加重期        │
└───┬────┘ └──────┬───────┘
    ↓        ┌────┴────┐
┌────────┐  ↓         ↓
│评估分期│ ┌──────┐ ┌──────────┐
│分级及并│ │基层医│ │二级以上医│
│发症,药│ │疗机构│ │疗机构诊治│
│物治疗是│ │诊治: │ │:重度慢阻│
│否合理及│ │慢阻肺│ │肺、出现新│
│依从性,│ │急性加│ │的体征或原│
│氧疗、肺│ │重早期│ │有体征加重│
│康复、营│ │,病情│ │、有严重的│
│养支持、│ │较轻  │ │伴随疾病、│
│心理门诊│ │      │ │高龄、诊断│
│或社区、│ │      │ │不明确、基│
│卫生院管│ │      │ │层医疗机构│
│理      │ │      │ │初始治疗效│
│        │ │      │ │果不佳    │
└────────┘ └──────┘ └──────────┘
```

二、各级医疗机构规范慢阻肺的诊疗

采取分级诊疗,充分发挥各级医疗卫生机构的优势,二级及以上医院做到准确诊断、规范治疗,基层卫生院则承担起规范管理患者的职责,逐步达到准确诊断、规范治疗、长期管理的目标,以达到减少症状及未来急性加重风险的目的。

(一)明确诊断是慢阻肺管理的基石

肺功能是诊断慢阻肺的金指标,同时肺功能检查在呼吸系统疾病的诊断与鉴别诊断、严重程度分级、疾病进展与预后评估、治疗方案的选择和疗效评估等均有重要意义。各级医疗机构认真学习肺功能检查的指征,肺功能检查专人操作,并要求技师获得培训合格证方能上岗,逐步培养临床医师解读肺功能报告作为基本技能考核,同时做好肺功能质控。建议白银市设立肺功能培训基地,提供免费培训,旨在达到医护人员肺功能知识普及的目的。

(二)药物治疗

1.初始药物治疗

根据患者的症状和急性加重风险来进行个体化评估,制定相应的起始药物治疗方案。根据A、B、C、D组个体化评估症状和急性加重风险的慢阻肺初始治疗药物管理。

A组患者(症状少,低风险患者):根据药物改善患者呼吸困难的实际效果,给予短效或长效支气管扩张剂。如有效则进行维持治疗。

B组患者(症状多,低风险患者):推荐起始用药为长效支气管扩张剂(LAMA或LABA),效果优于按需使用的短效支气管扩张剂。目前无证据支持在B组患者中哪类长效支气管扩张剂作为起始治疗药物能够更好地缓解症状,具体药物选择应根据患者对症状缓解程度的感受。若患者存在严重呼吸困难,双支气管扩张剂可作为起始用药。B组患者常存在多种并发症,需要综合考虑患者可能存在的、对症状和预后有影响的共患病。

C组患者(症状少,高风险患者):C组患者的起始用药推荐长效支气管扩张剂单药治疗,推荐LAMA。原因在于在两项头对头研究中显示LAMA(噻托溴铵)预防急性加重优于LABA。

D组患者(症状多,高风险患者):总体来说,LAMA能有效缓解呼吸困难、减少急性加重,D组患者可选择LAMA单药作为起始用药。对于症状严重的患者(CAT≥20分),尤其是呼吸困难和/或运动严重受限的患者,双支气管扩张剂可作为起始治疗用药。对于急性加重高风险(既往1年≥2次中度急性加重或1次重度急性加重)、血嗜酸粒细胞计数≥300/μl、ACO者,考虑含ICS+LABA的治疗方案。由于ICS可能引起肺炎等不良反应,起始应用含有ICS的治疗时,需在权衡利弊后针对特定患者给予个体化治疗。

实施初始药物治疗后,患者应定期接受评估以了解患者是否达到了治疗目标,以及治疗中是否存在任何障碍。根据回顾患者对起始治疗的反应,调整药物治疗方案。主要依据患者的症状和急性加重风险、吸入技术及依从性、非药物治疗(包括肺康复和自我管理)、患者的治疗反应包括是否存在不良反应等的评价来调整用药方案,如换用其他吸入装置、更换不同的化学成分药物、采取升/降阶梯治疗策略。

2.慢阻肺随访期药物治疗

GOLD 2019版提的慢阻肺的随访治疗应基于患者的症状(呼吸困难/活动受限)和急性加重的管理,但是指南并不建议治疗方案完全依赖于患者诊断时的GOLD分组情况。

在随访治疗路径中,支气管扩张剂(单支气管扩张剂/双支气管扩张剂)是缓解呼吸困难的核心药物。对于单支气管扩张剂治疗后发生急性加重的患者,除了特定表型(血嗜酸粒细胞≥300/μl或血嗜酸粒细胞≥100/μl且发生≥2次中度急性加重/1次住院)转换为ICS+LABA,其他患者均推荐升级至双支气管扩张剂。对于ICS疗效不明确或出现不良反应的患者,均可考虑转换为双支气管扩张剂治疗,不论接受的是ICS+LABA还是三联疗法。

GOLD 2019版关于随访治疗的推荐如下：

(1)呼吸困难。①对于使用长效支气管扩张剂单药治疗仍存在呼吸困难或运动受限的患者,推荐双支气管扩张剂。如果升级后未能改善症状,则推荐降级至单药治疗,需要考虑转换吸入装置或药物。②对于使用ICS+LABA治疗的基础上仍存在呼吸困难或运动受限的患者,推荐升级至三联药物治疗。③在以下情况下可考虑由ICS+LABA治疗转换为双支气管扩张剂治疗：ICS用于无急性加重史患者的症状治疗、ICS治疗效果不佳、出现ICS的不良反应需要停药的患者。④在任何情况下,均应当探究并恰当治疗其他原因(非慢阻肺)引起的呼吸困难。吸入技术和依从性差应被纳入导致疗效不佳的可能原因。

(2)急性加重。①对于使用长效支气管扩张剂单药治疗后发生急性加重的患者,推荐升级至双支气管扩张剂或ICS+LABA治疗。ICS+LABA推荐用于既往诊断/疑似哮喘的患者。血嗜酸粒细胞可用于识别可能从ICS治疗中获益的患者。对于近1年发生1次急性加重的患者,血嗜酸粒细胞≥300/μl可帮助识别更易从ICS+LABA治疗中获益的患者。对于近1年发生≥2次中度急性加重或≥1次重度急性加重住院的患者,血嗜酸粒细胞阈值为≥100/μl,因为ICS在频繁/重度急性加重的患者中疗效更为明确。②对于接受双支气管扩张剂治疗后发生急性加重的患者,根据血嗜酸粒细胞推荐以下两种方案。升级至三联疗法：血嗜酸粒细胞≥100/μl的患者添加ICS可能有获益,血嗜酸粒细胞水平越高,疗效越好；若血嗜酸粒细胞<100/μl,添加罗氟司特或阿奇霉素。③对于接受ICS+LABA治疗后发生急性加重的患者,推荐升级至三联疗法。在以下情况下可考虑转换为双支气管扩张剂：ICS治疗效果不佳,出现ICS不良反应需要停药时。对于接受三联疗法治疗后发生急性加重的患者,可考虑以下方案。添加罗氟司特：针对FEV_1<50%和有慢性支气管炎的患者,特别是近1年至少有1次急性加重住院的患者；加

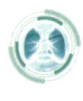

用大环内酯类抗生素:阿奇霉素的证据最强,尤其是对于目前非吸烟的患者可减少其病情的急性加重,但需要考虑细菌耐药的产生;降级治疗、停用ICS:当出现激素相关不良反应(如肺炎)或疗效不佳的情况下,应考虑停用ICS。血嗜酸粒细胞≥300/μl的患者在撤除ICS后发生急性加重的风险最高,因此需要严密监测以防急性加重复发。

3. 慢阻肺升/降级治疗的策略

GOLD 2019版指出,应基于患者的临床症状和治疗反应考虑进行升阶梯或降阶梯治疗,采纳基于已有的有效性和安全性数据制作的升级和降级策略。应当随时评估升级治疗的反馈,而在缺乏临床获益和/或出现不良反应时可能也需考虑降级治疗。对于在接受治疗后症状缓解、可能仅需较少药物即可控制病情的慢阻肺患者,也可以考虑降级治疗。对于调整了治疗方案的患者,尤其是降级治疗的,应该进行严密的医疗监护。升级治疗尚未被系统性地验证,降级治疗的研究有限且仅限于ICS。

第十章 建议基层卫生院采用的标准化康复方案

第一节 慢阻肺肺康复治疗

综合性肺康复作为以慢阻肺为主的慢性呼吸系统疾病非药物疗法之一,肺康复是对伴随症状和日常活动能力降低的慢性肺疾病患者采用的多学科个体化综合干预。肺康复医疗可被认为是临床治疗的延续,是有效治疗慢性严重肺疾病不可缺少的一部分。同时,肺康复医疗不仅是治疗,也是对肺疾病的积极主动预防。肺康复的目的是减轻症状,维持理想功能状态,使疾病稳定和逆转,减少医疗保健费用。

肺康复医疗的主要目标:① 缓解或控制呼吸疾病的急性症状及并发症;② 消除疾病遗留的功能障碍和心理影响,开展积极的呼吸和运动锻炼,挖掘呼吸功能潜力;③ 教育患者如何争取日常生活中的最大活动量,并提高其运动和活动耐力,增加日常生活自理能力,减少住院次数。

一、肺康复适应证与禁忌证

主要是慢阻肺导致的慢性肺部疾病,见表 10-1。

表 10-1　肺康复适应证与禁忌证

适应证	禁忌证
1.活动时呼吸急促	1.近期心肌梗死和不稳定心绞痛
2.社会活动受限	2.进展期的关节炎致使活动受限
3.轻微的体力或非剧烈运动受限	3.合并其他器官功能衰竭
4.室内或室外的一般活动受限	4.老年痴呆症,高度近视,听力障碍
5.日常生活能力受限	5.血氧饱和度<90%
6.因疾病导致的心理学障碍	6.慢阻肺急性加重期

这些禁忌证是相对的,科学合理评估,找出患者的问题点,采取适宜措施,达到康复的目的。

例:

白银市第一人民医院呼吸与危重症医学中心
呼吸康复综合筛查评估量表

科室:____床号:____姓名:_____性别:____年龄:____诊断:____

评估日期:_____入院第___次评估　评估者:_____

一、一般情况评估

1.意识:□清醒　□嗜睡　□意识模糊　□昏睡　□浅昏迷　□深昏迷

2.生命体征:体温：　心率　次/分，呼吸　次/分，血压　mmHg，SpO_2：　%

3.ADL(日常生活能力评定量表):评分____分

4.既往史:□无　　□有_____

5.个人史:长期吸烟　□是　　□否　　吸烟指数_____

6.医源性因素:□气管切开　　□气管插管　　□机械通气　　□留置胃管

7.呼吸困难:□0级　　□1级　　□2级　　□3级　　□4级

呼吸困难分级量表(mMRC)

级别	描述
0级	我仅在费力运动时出现呼吸困难
1级	我平地快步行走或步行爬小坡时出现气短
2级	我由于气短,平地行走时比同龄人慢或者需要停下来休息
3级	我在平地行走100米左右或数分钟后需要停下来喘气
4级	我因严重呼吸困难以至于不能离开家,或在穿脱衣服时出现呼吸困难

8.呼吸道症状：□无　　□咳嗽　　□咳痰

痰液性质　　分,痰液颜色：　,痰量　分,咳嗽难度　分,痰液黏稠度　　度

痰液性质、24小时痰量、咳嗽难度分值

分值	0分	1分	2分	3分
痰液性质	纯净透明非黏稠	少许脓性透明	脓性痰液<2/3	脓性痰液>2/3
24小时痰量	<10ml	10~50ml	51~100ml	>100ml
咳嗽难度	无痰	易咳出	较难咳出	不能咳出

痰液黏稠度

1度	痰液黏附于杯壁无法下滑
2度	痰液在重力的作用下缓慢下滑
3度	痰液在重力的作用下大块下滑
4度	痰液很容易倾倒出来并且稀薄,少量黏液附着残留
5度	没有痰液

二、肌力评估

1.上肢肌力：左上肢　　级；右上肢　　级

2.下肢肌力：左下肢　　级；右下肢　　级

肌力分级

0级	完全瘫痪
1级	可见肌肉收缩而无肢体运动
2级	肢体能沿床移动但不能对抗重力
3级	能对抗重力抬离床面
4级	肢体能对抗阻力运动但稍弱
5级	正常肌力

三、运动耐量评估

1.下地活动：□可以　　□不可以

2.呼吸功能锻炼：□是　□否

3.运动方式：　□散步　□室内　□室外　□其他

四．CAT评分：_____分

慢阻肺评估测试(CAT)

我从不咳嗽	0 1 2 3 4 5	我一直都在咳嗽
我一点痰也没有	0 1 2 3 4 5	我有很多很多痰
我一点也没有胸闷的感觉	0 1 2 3 4 5	我有很重的胸闷的感觉

当我爬坡/一层楼梯时,并不感到喘不过气来	0	1	2	3	4	5	当我爬坡/一层楼梯时,感觉非常喘不过气来
在家里的任何劳动都不受慢阻肺的影响	0	1	2	3	4	5	在家里的任何劳动都很受慢阻肺的影响
每当我想外出时就能外出	0	1	2	3	4	5	因为我有慢阻肺,所以从来都没外出过
我睡眠非常好	0	1	2	3	4	5	因为我有慢阻肺,我的睡眠非常不好
我精力旺盛	0	1	2	3	4	5	我一点精力都没有

五、营养风险评估:_____分

住院患者营养风险筛查NRS-2002评估表

	评分分值(分)			
	0	1	2	3
评分内容	近1~3个月内体重无下降□	近3个月内体重下降>5%□	近2个月内体重下降>5%□	近1个月内体重下降>5%或近3个月内体重下降>15%□
	近一周进食量无变化□	近一周进食量减少20%~50%□	近一周进食量减少51%~75%□	近一周进食量减少75%及以上□
疾病严重程度评分(0~3分)	—	骨盆骨折、慢性疾病急性发作或有并发症、慢阻肺、血液透析、肝硬化一般恶性肿瘤、糖尿病□	腹部大手术、脑卒中、重症肺炎、血液恶性肿瘤□	颅脑损伤、骨髓移植、APACHE>10分的ICU患者□
年龄评分(0~1分)	18~69岁□	70岁以上□	—	—

注:每项评分内容的得分为该项最高评分分值,临床营养筛查总分(0~7分)=上述三项评分相加之和。评分≥3分,存在营养风险,报告主管医生,评分<3分,如有病情变化一周后再次评估。

六、抑郁焦虑筛查：抑郁评分 _____ 分，焦虑评分 _____ 分

项目	询问内容	完全没有 0	≤7天 1	≥7天 2	几乎全天 3
抑郁	1.最近两周内做事情时缺乏兴趣和乐趣	□	□	□	□
	2.最近两周内情绪低落、抑郁和无望	□	□	□	□
焦虑	3.感觉紧张、焦虑或急切	□	□	□	□
	4.对各种各样的担忧过多	□	□	□	□
	5.很难放松下来	□	□	□	□
	6.由于不安而无法静坐	□	□	□	□
	7.变得容易烦恼或急躁	□	□	□	□
	8.感到害怕,似乎将有可怕的事情发生	□	□	□	□

注：抑郁评分总分为0~6分，评分=1分为低危，2分为中危，3~4分为高危，5~6分为极高危；焦虑评分总分为0~18分，评分=0~3分为低危，4~8分为中危，9~14分为高危，15~18分为极高危，中危以上报告主管医生。

三、慢阻肺康复流程

选择患者→初期评价→患者教育和运动、心理、营养综合康复方案的实施→再评估→制定家庭或社区、门诊康复方案→定期随访。

第二节 因地制宜,普及徒手康复方法

以下介绍几种医院、社区、家庭均能实施的肺康复方法，可以有效改善患者的呼吸功能。

一、呼吸训练

1. 局部呼吸训练

针对肺的某些区域可能出现的换气不足,对肺部特定区域进行扩张训练。

适应证:肺部手术后呼吸训练、肺炎及其他原因引起的肺不张、胸部纤维化。

(1)快速伸张法

在呼气结束时对胸壁做一个快速的伸张——促进一个较深的吸气。

(2)快速松解法

在病人吸气时对胸壁施以持续性压力,而在吐气时突然松开手。

作用:可促进较深的呼吸,改变局部肋膜腔内的压力,进而使肺叶扩张。

2. 腹式呼吸训练

目的:增强膈肌的运动,提高膈肌肌力,增大气体交换容量,改善肺底部通气,有助于正常呼吸模式的恢复,降低呼吸肌耗能,提高呼吸效率。

适应证:脊髓损伤、慢阻肺疾病、慢支肺气肿、长期卧床患者。

吸气:经鼻缓慢深吸气,隆起腹部,最高点时暂停3秒;患者将手放置于腹部以感觉腹式呼吸的动作。

呼气:患者缩唇将气缓慢吹出,同时收缩腹肌,促进横膈上抬。

时间:吸/呼时间比1:2,刚开始1~2分钟/次,逐渐增加至每次10~15分钟,每日训练2次。

3. 抗阻呼吸训练

目的:适当增加呼气时气道阻力,增加呼气肌肌力,控制呼吸频率,改善通气和换气,减少肺内残气量,增加气道弹性,防止小气道的过早闭合。

二、咳嗽训练

有效的咳嗽分为4个阶段：
第1阶段：充分吸气；
第2阶段：声门闭合；
第3阶段：提高胸内压和腹内压；
第4阶段：声门打开，气体排出。

1. 咳嗽的技巧

（1）双咳嗽：深吸气，憋气，接着2个咳嗽。

（2）控制咳嗽：前2次正常呼吸，第3次深吸气，咳嗽。

（3）泵式咳嗽：进行3次中等强度呵气，然后进行3个短而浅的咳嗽（移动分泌物）。

（4）连续咳嗽：1个小呼吸1个小咳嗽，1个中等呼吸1个中等咳嗽，1个深呼吸1个大咳嗽（适合术后患者）。

2. 辅助咳嗽的方法

（1）肋膈辅助：手放于患者的胸骨角，感受呼吸，在呼气相，手迅速移至肚脐处，向下施压。

（2）Heimlich手法（腹部推力辅助）：将掌跟水平放置在患者的肚脐水平，指导患者深吸一口气，保持住，嘱其咳嗽，迅速向上向里推。

（3）前胸按压辅助：一侧前臂放在患者的胸大肌部位按压上胸部，另一侧平行放于胸下部，在呼气阶段，两侧手臂快速用力刺激，向下向后用力，成V字。

（4）合并Heimlich的肋膈辅助。

三、气道廓清技术

方法技巧：

1.叩拍:叩拍的声音是空的,节律为100~180次/分,力度应适应患者的舒适度,叩拍时覆盖薄毛巾,不要叩击骨突处。

2.振动、摇动、压迫:振动时,一只手放于另一只手上,在吸气末开始,直到胸廓下沉,振动的频率是12~20Hz,摇动时有节律的弹动按压胸壁,直到呼气结束,振动是温和、高频的力,而摇动更有力,振动和摇动只在呼气阶段使用。

3.压迫:对术后患者在呵气和咳嗽时对伤口进行支持。

4.肋骨弹跳:应用于瘫痪、嗜睡、昏迷患者,在呼气过程压迫胸壁,在呼气时加压,然后迅速松开双手,触发吸气动作。

四、主动循环技术(ACBT)

可以有效地清除支气管分泌物,并能改善肺功能而不加重低氧血症和气流阻塞。

ACBT是一种灵活的方案,任何患者,只要存在支气管分泌物过量的问题,都可以单独应用,这一周期分为3个部分:呼吸控制,胸廓扩张运动和用力呼气技术。

1.呼吸控制(勺式呼吸):鼓励其放松上胸部和肩部,尽可能多的利用下胸部,即膈肌呼吸模式来完成呼吸。

2.胸廓扩张运动:有助于肺组织的重新扩张,减少肺组织的塌陷,并协助移除和清理过量的支气管分泌物,在呼气相进行(本体感觉刺激)(在每一个主动循环呼吸中,完成3次左右的扩张运动,多而深的呼吸可能会引起通气过度,导致患者疲乏)。

3.用力呼气技术:用力呼气技术由1~2次用力呼气(呵气)组成,随后进行呼吸控制再重新开始,呵气可以使肺容积的更多的外周分泌物移除。

第十一章 总 结

一、白银市慢性阻塞性肺疾病流行病学

1.年龄特征：40~60岁中年人慢阻肺患病率为7.66%，大于60岁的老年人患病率为9.62%，老年人患病率明显高于中年人。但均低于全国平均水平，可能是因为基层医疗机构抽样筛查时医务人员对肺量计使用不规范，造成部分患者漏诊。因此课题组拟于次年再进行一次基层群众的肺功能筛查，以修正数据。白银市慢阻肺总患病率为8.85%，高于国内全人群的患病率，考虑与调查人群、调查区域、危险因素暴露程度不同有关。白银地区位于中国西北部，气候干燥，多风沙、粉尘，冬天燃煤取暖、工业废气排放等导致空气污染严重，最终使慢阻肺患病率增高。

2.性别特征：其中男性患病率为10.85%、女性患病率为7.86%，男性患病率远高于女性。

3.吸烟人群特征：不吸烟的人群慢阻肺患病率为7.16%、吸烟的人群慢阻肺平均患病率为10.51%，吸烟人群比不吸烟人群高出3.35个百分点。大量吸烟人群（≥30包/年）慢阻肺患病率为12.68%、少量吸烟人群（1~14包/年）慢阻肺患病率为9.98%，前者比后者高出2.7个百分点。几乎每天接触二手烟人群慢阻肺的患病率为9.79%、从不接触二手烟人群慢阻肺的患病率为6.21%，前者比后者高出3.58个百分点。二手烟的影响远高于单纯吸烟。

4.使用生物燃料烹饪人群慢阻肺患病率为10.67%、从未使用

生物燃料烹饪人群慢阻肺患病率为8.24%,前者比后者高出2.43个百分点。生物燃料产生的烟尘中含有300多种有害物质,其危害远远高于吸烟。

5.人群易感性:有家族呼吸疾病史人群慢阻肺的患病率为11.69%、没有家族呼吸疾病史人群慢阻肺的患病率为7.92%,有家族呼吸疾病史人群要比没有家族呼吸疾病史人群高出3.77个百分点。有肺部疾病相关易感基因的人群,在外界环境各种诱发因素下,更易患慢阻肺。

二、急性加重期住院情况以及带来的经济负担情况分析

调查发现白银市住院的慢阻肺患者肺功能以中度、重度降低为主,说明3/4的病人在就诊时肺功能已明显下降,约一半患者首次住院即发现伴有1种或1种以上的并发症。此时即便给予积极治疗、干预,但肺功能已不能逆转,严重影响患者生活质量,从而加重家庭负担。再次说明早期肺功能检查不仅是诊断慢阻肺的金指标,且对于治疗、评估预后等意义重大。大多数病人在慢阻肺急性加重期症状加重时才会住院。而且,随着年龄的增大往往伴随有其他的并发症,并发症的存在致使慢阻肺病人住院时间延长、疾病治疗经济负担增加。

三、基层社区慢阻肺诊断现状

在白银市农村地区,基层医生慢阻肺防治能力低下。基层医疗机构的医生文化程度偏低(大专学历占73.7%、本科学历占26.3%)、职称普遍偏低(初级职称占73.6%、中级职称占17.5%、高级职称仅占8.8%)、对慢阻肺相关知识掌握率低,缺乏上级综合医院的慢阻肺专门知识和技能培训。能熟练掌握肺功能检查的医生仅占79%,肺功能检查的合格率为80%。

缺乏慢阻肺检查治疗设备,其中,配备肺量计的乡镇卫生院仅为82%,有吸氧设备的乡镇卫生院仅占85%,有雾化机的乡镇卫生院仅占76%。

农村地区慢阻肺早期诊断困难的原因,不仅在于部分患者无明显呼吸道症状,患者就医行为模式、农村地区医疗服务的可及性和基层医院医疗技术薄弱也是重要的因素。尽管早期患者多无明显呼吸道症状不会主动就医,但是基层医院肺功能筛查开展不足,早期慢阻肺漏诊是一个普遍的问题。农村患者尽管文化程度和经济能力有限,但对医疗基本需求仍较为强烈。选择就诊医疗机构的首要因素是路途近便,其次才是医疗技术水平。此外,经济负担也是患者就医时考虑的重要原因之一。农村患者收入低,如无子女提供经济支持,多不会选择到县级以上医疗机构就医。农村绝大多数慢阻肺患者诊断延迟情况显著,部分原因与患者早期症状不明显有关,但同时也存在重度慢阻肺患者未能得到及时诊断和规范治疗的情况。农村患者尽管在症状出现后多次就医,患者也存在吸烟、生物燃料等危险因素,且有咳嗽、咯痰或呼吸困难等症状,但医生对慢阻肺诊断意识较低,极少安排肺功能检查。因此,农村基层医院医务人员慢阻肺诊断意识的欠缺,基层医院肺功能检查普及的缺失,是农村地区慢阻肺诊断率低下的重要因素。

针对654例诊断慢阻肺或疑似慢阻肺的农村患者的调查中,仅有52.1%的人听过慢阻肺,对于慢阻肺是否需要长期治疗有53.4%的人予以肯定回答,吸入剂的使用率43.6%,但多以偶尔吸入沙丁胺醇气雾剂为主。吸入剂的使用方法及注意事项知晓率更低,自行停药、减药、换药多见。大部分不能做到定期复查肺功能。只有17.3%的患者曾经进行过家庭氧疗,且大多数家庭氧疗均不规范,持续时间较短。有院外随访的卫生院很少,药物吸入的依从性极差。对于40岁以上人群,如有吸烟等高危因素存在,患者有慢性咳嗽、咯痰或呼吸困难症状,均应建议患者行肺功能检查排查慢阻肺。

四、基层社区慢阻肺治疗现状

白银地区基层乡镇卫生院慢阻肺常用药物配备：静脉使用药物以氨茶碱、地塞米松为主，部分配备甲强龙、溴己新及多索茶碱、细辛脑等药物；口服药物以茶碱缓释片、羧甲司坦片、沙丁胺醇片为主，部分配备盐酸氨溴索分散片、甲强龙片；雾化吸入药物仅有布地奈德溶液，占比4.4%；吸入药物主要以沙丁胺醇气雾剂为主，占比70%。调查对象中无一所卫生院配备LABA+ICS或LAMA。且有1.6%的医务人员不清楚所在卫生院药物配备情况。

白银地区乡镇卫生院所调查的114名乡镇卫生院全科医师、呼吸专科医师、技师、村医对于支气管扩张药物的知晓情况也参差不齐。有3.5%的医务人员不清楚支气管扩张剂包括哪些药物；而在对支气管扩张剂有所了解的医务人员中，对β受体激动剂知晓率达91.2%、糖皮质激素知晓率50%、磷酸二酯酶4抑制剂知晓率39.4%，而对抗胆碱能药物知晓率有85.1%。累计有96.4%的医务人员知道茶碱类药物为支气管扩张剂，但只有13.1%的医务人员知道茶碱类药物属甲基黄嘌呤类药物。

调查654名患者的治疗用药情况时发现，患者使用的药物排第1位的为抗生素；其次为茶碱和祛痰药物。接受抗生素使用的比例则高达90.9%，茶碱类使用率74.9%，祛痰药使用率78.9%，激素使用率为50.9%，支气管扩张剂使用率43.6%。基层患者滥用抗生素现象普遍存在，激素使用率亦较高，可能与价格便宜有关，支气管扩张剂使用率不足50%，且以吸入沙丁胺醇气雾剂为主。

尽管有关慢阻肺稳定期规范化管理、急性加重期治疗等内容在GOLD及中国慢阻肺诊治指南中均有明确规定，但农村基层医院慢阻肺规范治疗措施远未得到落实。本次调查的慢阻肺患者中已戒烟者106例，其中源于就诊后医生建议戒烟者仅29例，其他戒烟者多为家人规劝或自行决定戒烟，对于大多数患者医生并未要求戒烟（73%）。这表明患者即使被诊断为慢性支气管炎/肺气肿或慢阻肺，就医时仍未得到戒烟这一明确的建议。再者，曾就诊的患者中，64%的患者曾接受住院输液治疗，表明农村基层医院具备了接收患者住院治疗的硬件条件。

五、基层社区慢阻肺预防现状

在基层社区，乡镇卫生院开展针对基层大众的慢阻肺相关知识健康教育的仅占56.0%。因此，基层医生应广泛开展健康教育，大力宣传慢阻肺的相关预防知识，如减少烟雾粉尘吸入、戒烟、疫苗注射、加强身体锻炼提高免疫力等。同时，基层医生没有形成对慢阻肺的管理理念，大多数病人在慢阻肺急性加重期且症状严重时才会住院治疗，建议乡镇卫生院对收治的呼吸系统疾病病人应该建立健康档案，重点是慢阻肺高危人群规范化管理，并做到及时随访，及时治疗，减少慢阻肺的急性发作次数，达到最终减少住院次数的目的。

与现在农村基层医院为慢阻肺患者提供医疗技术有限的局面相对应的现实是农村慢阻肺的高患病率，这意味着农村慢阻肺患者面临的状况极为困难。我们的调查还发现大部分患者并无疾病相关知识，希望接受慢阻肺健康教育的需求迫切。但超过一半的患者不愿定期到医院复诊，不愿复诊的理由为怕麻烦，或觉得如不能完全控制疾病复诊也无实际价值，甚至有患者认为复诊是基于医院贪图创收。由此可见，希望得到更多医疗帮助与内心不愿麻烦、对医疗机构信任度不足之间的矛盾是农村慢阻肺患者自身观念上面临的难题。对部分患者的访谈分析发现，存在这一观念的深层次原因还是与农村地区文化和经济方面的局限有关。如能将慢阻肺稳定期门诊用药纳入医保报销范围，在县、乡级医院开展更多面向慢阻肺患者的健康教育，可能对农村慢阻肺患者管理有所帮助。

六、基层群众对慢阻肺的知晓率及关注程度

基层医疗卫生机构对慢阻肺患者的健康教育还不够重视,公众对慢阻肺疾病的知晓率较低,仅为22.7%,对慢阻肺相关治疗知识掌握情况很差。健康宣教形式单一,主要为宣传页和医生宣教,在家自己进行肺康复训练的仅占2.6%。

农村患者的健康意识、行为模式和基层医院慢阻肺防控能力薄弱共同制约了农村地区慢阻肺的早期诊断和规范化管理。一方面,农村患者对医疗支持的需求并不比其他人群低,但是由于经济条件差、可及的医疗技术支持有限等因素,使得这部分患者诊断延迟、治疗方案不规范、治疗依从性降低;另一方面,县乡级医院医务人员对慢阻肺诊断意识薄弱、肺功能检查开展严重不足、规范化诊治方案缺陷,既导致了对患者的诊断治疗延迟,又因治疗方案不规范导致患者病情控制欠佳。这两方面因素相互影响,使农村地区慢阻肺管理陷入重重困难之中。因此,加强县乡两级医院医疗技术能力、推广肺功能检查普及、开展农村人口的健康知识教育是解决农村地区慢阻肺患病率高、诊断延迟、规范化治疗缺失的有效方法。

七、基层医务工作者对慢阻肺的关注程度

有专门的呼吸内科的乡镇卫生院几乎没有,有专门床位的也几乎没有,基层医生中,与高血压、糖尿病等慢性病相比,基层医生慢阻肺的防治知识知晓率偏低,仅为19.85%。对广大患者进行慢阻肺相关预防知识宣传教育的占42.3%。另外,基层全科医生缺乏相关的知识培训,参加过慢阻肺相关培训的仅占68.2%。培训内容和形式单一,主要为网络远程培训,需要上级卫生机构组织专门的呼吸专业知识技能培训,并对培训结果进行考核。

综上所述,与糖尿病、高血压的规范化管理相比,慢阻肺的综合管理仍处于起步阶段,其管理方式、内容及相关信息平台仍在探索之中。建议通过健康教育、症状管理、运动训练、药物治疗、随访监测等形式对慢阻肺稳定期患者进行综合管理,充分利用各级医疗机构的资源,调动患者自我管理的积极性,有效地改善患者生活质量,减少慢阻肺急性加重次数。

第十二章 建 议

一、给政府卫生行政部门的建议

在现有慢阻肺基层防治项目的基础上,加强慢阻肺的防治体系建设。政府及卫生部门应从基层医疗卫生人才保障、分级诊疗、门诊医保报销、基本药物保障等方面向基层倾斜,提供有力的政策支持。最重要的是增加对基层呼吸慢病防治的财政投入、项目支持投入,完善基层慢阻肺肺功能检查设备在基层的配备,形成对慢阻肺的早期干预体系。严格落实各级卫生管理部门的责任,分片分工负责,建立年度考核问责机制。建立各级联络员制度,通过网络、微信群实现上下级医院信息的互联互通。

二、给呼吸专业委员会的建议

通过对基层乡镇卫生院医生呼吸专科知识和技能培训提高对慢阻肺诊治水平。尤其在治疗阶段,应培训基层医生正确、合理地使用药物,包括药物吸入、口服、雾化治疗、疗程指导等。另外,要培训基层医生掌握简单的肺康复锻炼方法。对于40岁以上人群,如有吸烟等高危因素存在,患者有慢性咳嗽、咯痰或呼吸困难症状,均应行肺功能检查筛查慢阻肺。

三、给各级医院的建议

基于已有的区域医联体,建立基层首诊、双向转诊的慢阻肺分级诊疗模式,加强上下级医院的交流合作。另外,建立慢阻肺的远程会诊模式,使基层患者享受到三级医院的医疗资源。完善慢阻肺基线流行病学数据,建立慢阻肺动态监控网络。

建议乡镇卫生院对收治的呼吸系统疾病病人应该建立健康档案,重点是慢阻肺高危人群规范化管理,并做到及时随访,及时治疗,减少慢阻肺的急性发作次数,最终达到减少住院次数目的。

建议增设村卫生室,作为慢阻肺筛查"前哨",加强对村医慢阻肺防治知识的培训教育;乡镇卫生院增设呼吸内科,设置住院专门床位。

四、给各级医院医务人员的建议

基层医务人员应提高对慢阻肺的认知程度,重视程度,大范围的开展筛查,降低漏诊率;切实开展健康教育,大力宣传慢阻肺的相关预防知识,如减少烟雾粉尘吸入、戒烟、流感疫苗注射、加强身体锻炼提高免疫力等;掌握简单的肺康复技术,指导病人在家自己进行肺康复锻炼。二、三级医院非呼吸专业的医生应熟知慢阻肺的症状和初步检查方法,在怀疑慢阻肺时应及时请呼吸专业的医生会诊。治疗阶段,指导病人规范,按时服药治疗,提高病人的依从性。通过出院后长期随诊,实现指导病人正确服药,在家进行肺康复锻炼,返院复诊预约等目的。

参考文献

[1]何权瀛,周新,谢灿茂,等.从国内部分城市慢性阻塞性肺疾病患者诊治现状看健康教育管理的必要性[J].中国慢性病预防与控制,2009,17(5):441-443.

[2]胡亚萍.老年慢阻肺稳定期的社区管理及效果评价[J].社区医疗,2019,7(11):165-168.

[3]姚小芹,冯淬灵,薛广伟,等.慢性阻塞性肺疾病环状管理的疗效评价[J].北京中医药大学学报,2016,39(4):335-339.

[4]吴晖,刘波.慢性阻塞性肺疾病社区干预文献分析[J].疾病预防控制,2013,34(4):48-50.

[5]赵东兴,陈淑云,周玉民,等.慢性阻塞性肺疾病社区综合防治管理平台的建立及应用效果评价[J].中华结核和呼吸杂志,2017,40(2):102-106.

[6]尚茜,郑美琼,孙亮.慢阻肺护理管理的探讨[J].中国实用医药,2015,10(6):116-118.

[7]徐宝龙,于莉靓.某区基层医疗机构慢阻肺的防控状况调查[J].中国医药指南,2017,15(25):201-204.

[8]徐瑞琼.社区老年慢阻肺的健康指导[J].医学信息,2017,30(5):56-59.

[9]何权瀛.我国农村基层慢性阻塞性肺疾病诊治现状调查报告[J].中华呼吸与危重症监护杂志,2014,13(1):123-126.

[10]唐剑,杨梦杰,孟大全.武汉市汉口社区慢性阻塞性肺疾

病危险因素及诊疗现状调查[J].临床内科杂志,2016,33(5):255-258.

[11] 唐永江,周海霞,刘倩茜.西部农村慢性阻塞性肺疾病患者诊治现状及问题[J].中华呼吸与危重症监护杂志,2014,13(3):123-126.

[12] 许扬,张鹏俊,杨汀.我国基层慢性阻塞性肺疾病防治现状研究[J].中国全科医学,2016,34(1):236-239.

[13] 柳涛,杨汀,王辰.重视慢性阻塞性肺疾病的预防与早期诊断[J].协和医学杂志,2019,10(1):112-116.

[14] 张晓雷,王辰.重视慢性阻塞性肺疾病的筛查与管理[J].中华健康管理学杂志,2015,9(4):225-229.

[15] 许扬,吴司南,张鹏俊.基层医生慢性阻塞性肺疾病认知现状及相关因素研究[J].中华临床医生杂志,2017,45(6):89-91.

[16] 刘朝,肖丹,王辰.戒烟是慢性阻塞性肺疾病防治的最有效措施[J].中华结核和呼吸杂志,2017,40(12):126-129.

[17] 冉丕鑫.慢性阻塞性肺疾病的危险因素与社区综合防治[J].实用医学杂志,2014,30(4):29-32.

[18] 郭锋,胡国平,况九龙.慢性阻塞性肺疾病的遗传易感性研究进展[J].中华结核和呼吸杂志,2010,33(4):268-270.

[19] 刘文雅,王晓飞,吕琪.老年慢阻肺合并呼吸道感染的预防措施及有效的治疗护理方法[J].中国医学工程,2018,22(6):224-228.

[20] 刘新发,宿英豪,闫红倩.中西医结合预防和治疗慢阻肺急性加重的应用和可行性研究[J].中西医结合心血管病杂志,2016,35(12):146-149.

[21] 欧阳海峰,方圆,张芳.脾多肽预防重度慢阻肺急性加重的回顾性研究[J].临床肺科杂志,2016,26(11):191-195.

[22] 刘永玲.慢阻肺病人的氧疗管理[J].临床肺科杂志,2018,36(10):190-194.

[23] 闫明华,郭永忠.重症慢阻肺稳定期患者上肢无支撑运动训练对生活质量的影响[J].临床肺科杂志,2017,23(8):266-269.

[24] 索媛.呼吸康复训练操在改善慢阻肺稳定期患者肺功能和生活质量中的应用[J].实用心脑血管病杂志,2018,10(11):101-104.

[25] 黄亚玲,毛兵,闵婕.慢性阻塞性肺疾病稳定期患者共患疾病与一年急性加重风险的关系研究[J].中华结核和呼吸杂志,2018,23(12):99-102.

[26] 蒋胜华,李岷,秦茂华.从慢性病自我管理、自我效能的角度对慢性阻塞性肺疾病综合性肺康复的评价[J].中国康复医学杂志,2017,30(5):125-128.

[27] 张四清,张雁儒,张文革.木球训练对慢性阻塞性肺疾病患者心肺耐力及生活质量的影响[J].中华物理医学与康复杂志,2019,16(9):56-59.

[28] 吴挺实,陈钰,梁勇.个体化健康教育模式对改善稳定期慢阻肺患者行为和生活质量的作用[J].中国健康教育,2017,36(14):212-216.

[29] 蒋雪莲,钟萍,黄成亮.稳定期慢性阻塞性肺疾病患者营养状况和氧化应激能力与肺功能的关系[J].中华结核和呼吸杂志,2019,22(7):26-29.

[30] 尹辉明,禹斌,代友华.无创正压通气辅助踏车运动在稳定期重度慢性阻塞性肺疾病患者的实施与疗效观察[J].中国呼吸与危重症监护杂志,2018,22(8):98-101.

致 谢

本书的撰写工作,从最初的框架设计、肺功能筛查、调查问卷到内容撰写,凝集了许多人的辛勤和汗水。本书终于能够完成,感触良多的不仅是因为一项工作的终结,更多的是研究报告反映了西北欠发达地区慢阻肺的诊治现状。要感谢实施过程中充满挑战的工作环境、真诚的帮助、启发,以及值得回忆和自省的人和事。特别地:

感谢白银市卫生健康委员会达春和主任组织协调各方面工作,感谢白银市疾控中心张入学主任的大力支持,感谢白银市各级医院,包括乡镇卫生院各位院长的积极配合。

感谢编委会全体成员的辛勤付出,积极运筹,严谨认真的撰写。

感谢引用的书籍作者和论文作者,是你们给予我们很大的启发和思路,让我们可以从多个角度分析问题,全方位的反映问题。

致谢单位

白银区：
- 工农路街道社区卫生服务中心
- 公园路街道建银社区卫生服务站
- 水川镇卫生院
- 人民路街道中心街社区卫生服务站
- 四龙镇中心卫生院
- 王岘镇卫生院

平川区：

宝积镇卫生院	电力路街道社区卫生服务中心
复兴乡卫生院	共和镇中心卫生院
黄峤镇卫生院	水泉镇卫生院
兴平路街道社区卫生服务中心	
种田乡卫生院	长征街道大头水社区卫生服务站

靖远县：

北滩镇卫生院	北湾镇卫生院
东升镇卫生院	东湾镇卫生院
靖安乡卫生院	刘川镇卫生院
糜滩镇卫生院	若笠乡中心卫生院
三滩镇卫生院	石门乡卫生院
双龙镇卫生院	乌兰镇卫生院

五合镇卫生院　　　兴隆乡卫生院
永新乡卫生院

景泰县：
草窝滩镇卫生院　　红水镇卫生院
芦阳镇卫生院　　　漫水滩乡卫生院
上沙沃镇卫生院　　寺滩乡卫生院
五佛乡卫生院　　　喜泉镇卫生院
一条山镇卫生院　　正路乡卫生院
正路镇卫生院　　　中泉镇卫生院

会宁县：
八里湾乡卫生院　　白草塬镇卫生院
草滩镇卫生院　　　柴家门镇卫生院
大沟镇卫生院　　　丁家沟镇卫生院
甘沟驿镇卫生院　　郭城驿镇卫生院
韩家集镇卫生院　　河畔镇卫生院
侯家川镇卫生院　　会师镇卫生院
老君坡镇卫生院　　刘家寨子镇卫生院
平头川镇卫生院　　四房吴镇卫生院
太平店镇卫生院　　头寨镇卫生院
土高山乡卫生院　　新添乡卫生院
新塬镇卫生院　　　新庄镇卫生院
杨崖集镇卫生院　　翟家所镇卫生院

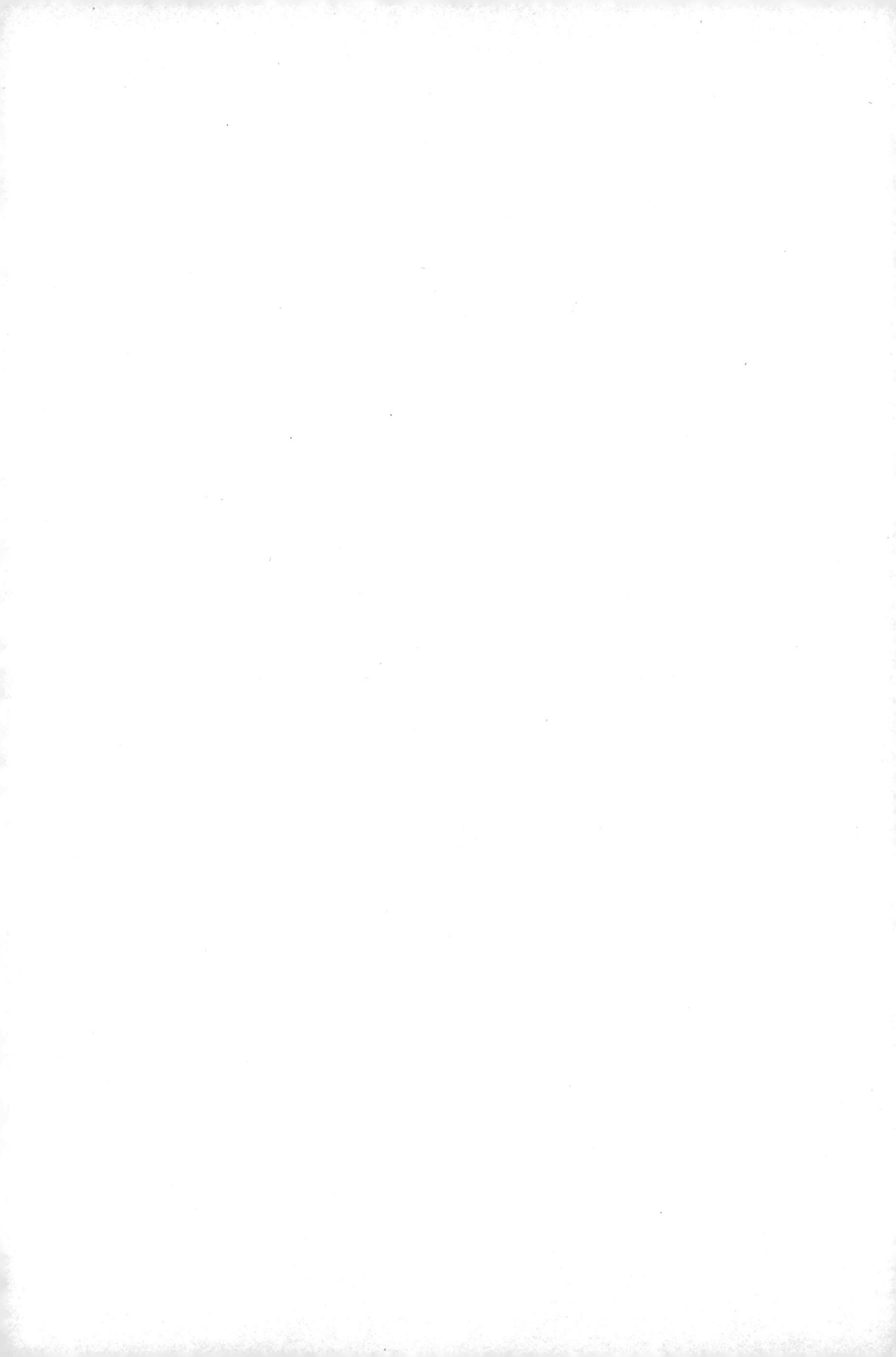